Marcel Lavabre

Mit Düften heilen

Das praktische Handbuch der Aromatherapie

Marcel Lavabre

Mit Düften heilen

Das praktische Handbuch der Aromatherapie

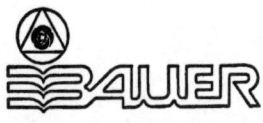

Verlag Hermann Bauer
Freiburg im Breisgau

Die Deutsche Bibliothek – CIP-Einheitsaufnahme

Lavabre, Marcel:
Mit Düften heilen : das praktische Handbuch der Aroma-
therapie / Marcel Lavabre. [Dt. von Helmut Degner]. –
2. Aufl., 9.–13. Tsd. – Freiburg im Breisgau : Bauer, 1994
  Einheitssacht.: Aromatherapie workbook ⟨dt.⟩
  ISBN 3-7626-0444-4

Die amerikanische Originalausgabe erschien 1990 bei
Healing Arts Press, Rochester, Vermont, unter dem Titel
Aromatherapy Workbook.
© 1990 by Marcel Lavabre.

Deutsch von Helmut Degner.

2. Auflage 1994 – 9.–13. Tsd.
ISBN 3-7626-0444-4
© für die deutsche Ausgabe 1992 by
Verlag Hermann Bauer KG, Freiburg im Breisgau.
Alle Rechte der deutschen Ausgabe vorbehalten.
Umschlag: Werbeservice Wartenberg, Staufen.
Satz: CSF ComputerSatz GmbH, Freiburg im Breisgau.
Druck und Bindung: Ueberreuter Buchproduktion, Korneuburg.
Printed in Austria.

Für meine Tochter Melissa

Mein Dank

gilt Jean Valnet, einem der Hauptpioniere der Aromatherapie, der mit seinem Buch *Aromatherapie* einen großartigen Beitrag zum Wiederaufleben dieser wunderbaren Kunst geleistet hat, sowie Robert Tisserand, der als erster das Wissen im englischsprachigen Raum verbreitete. Mein besonderer Dank gilt Henri Viaud, einem französischen Destillateur aus der Provence, der als erster die Bedeutung einer langen, mit niedrigem Druck ausgeführten Destillation und der Verwendung von reinen und natürlichen ätherischen Ölen mit genau spezifiziertem botanischen Ursprung und Chemotypen betonte, und der nicht immer die ihm gebührende Anerkennung für seinen Beitrag zur Aromatherapie erhielt. Viaud versuchte, praktisch alles zu destillieren, was sich nur irgendwie destillieren ließ. Er war der erste, der manche der Öle herstellte, die erst kürzlich auf den Markt

kamen. Er war es auch, der die therapeutische Nutzung von Blütenwasser wiederentdeckte. Ich habe wirklich eine Menge von diesem wundervollen »honête homme« und seiner erstaunlichen Neugier und Experimentierfreude gelernt. Mein Dank geht auch an alle Hersteller, die mir ihre wundervollen Öle zur Verfügung stellten; an Jane Kennedy, an Rae Dunphy, Julia Fischer und an alle meine Kunden für ihr Vertrauen und ihre beständige Unterstützung, seit ich mich 1981 in den Vereinigten Staaten niederließ; an Victoria Edwards und Kurt Schnaubelt, die 1987 mit mir zusammen die *American Aroma Therapy Association* gründeten; an alle Mitglieder der *AATA* für ihren ansteckenden Enthusiasmus; an Daniel Peonel für seine Pionierarbeit in der medizinischen Aromatherapie und an alle, die dabei mitwirken, unseren Planeten Erde zu verbessern und zu verschönern.

Inhalt

Einführung

Vor einigen Jahren noch so gut wie unbekannt, hat sich die Aromatherapie in den Vereinigten Staaten inzwischen zu der sich am schnellsten ausbreitenden Naturheilmethode entwickelt, und die Medien haben sich eingehend mit dieser faszinierenden Kunst beschäftigt.

Es handelt sich jedoch nicht nur um eine Modeerscheinung. In Europa, wo sie vor über sechzig Jahren entstand, wird die Aromatherapie von Ärzten, Krankenschwestern und Angehörigen anderer Heilberufe praktiziert. In Frankreich wird sie Medizinstudenten gelehrt, in England von Schwestern in Krankenhäusern angewandt. Vor allem in diesen beiden Ländern ist sie Gegenstand umfassender klinischer Untersuchungen.

Wer zum ersten Mal von Aromatherapie hört, denkt an Düfte und Wohlgerüche, an eine verlockende Welt der Phantasie und Magie. Doch Aromatherapie ist ganz einfach die Anwendung ätherischer Öle zu Heilzwecken.

Ätherische Öle sind hochkonzentrierte Pflanzenauszüge, die Hormone, Vitamine, Antibiotika und Antiseptika enthalten. Sie stellen sozusagen die Seele der Pflanze dar – die pflanzliche Energie in ihrer konzentriertesten Form. Viele Pflanzen produzieren ätherische Öle. Sie sind in winzigen Tropfen zwischen den Zellen enthalten und spielen eine wichtige Rolle in der Biochemie der Pflanzen. Von ihnen rührt auch der Duft der Pflanzen her.

Ätherische Öle werden zur Herstellung von kosmetischen und pharmazeutischen Produkten sowie von Parfüms verwendet. Ihr Wirkungsbereich ist sehr groß und erstreckt sich von der therapeutischen Anwendung bis zur Erzeugung hochwertiger Parfüms.

In der Aromatherapie können die ätherischen Öle innerlich eingenommen werden: in reiner Form, in Alkohol gelöst, mit Honig vermischt oder als Bestandteil von Arzneimitteln. Äußerlich werden sie für Einreibungen, Massagen und Inhalationen benützt.

Ätherische Öle können allopathisch wirken (wie normale Medikamente), auf subtilere Weise wie die Bachblüten-Mittel oder die homöopathischen Präparate, und sie können psychische und spirituelle Wirkungen hervorrufen, worin vor allem ihre traditionelle Anwendungsweise besteht. Außerdem sind sie starke und doch ungefährliche Antiseptika und Antibiotika. So stellt die Aromatherapie in vielen Fällen eine ausgezeichnete Alternative zu aggressiveren Behandlungsmethoden dar.

Ätherische Öle sind die »Quintessenzen« der Alchimisten. In ihnen verdichten sich die spirituellen und vitalen Kräfte der Pflanzen zu einer materiellen Form. Deshalb stärken

sie auf der biologischen Ebene die Abwehr-
kräfte des Körpers und stellen im energetischen und spirituellen Bereich die Verbindung zwischen Mensch und Pflanze her.

Die Aromatherapie kann auf vielen verschiedenen Ebenen angewandt werden. Die
ätherischen Öle sind überaus vielseitig verwendbar: Sie sind sowohl Arzneimittel wie
Duftstoffe; sie können die schwersten körperlichen Krankheiten heilen, und sie können
auf unsere Seele einwirken.

Doch bevor Sie dieses Buch zu lesen beginnen, eine Warnung: Wenn Sie die Welt der
Essenzen betreten, können Sie einer herrli-
chen und harmlosen Form von Sucht verfal-
len. Wahrscheinlich werden Sie mehr und
mehr über diese großartige Heilkunst wissen
wollen. Wenn Sie sich von der Macht dieser
wunderbaren Substanzen berühren lassen,
werden Sie eine neue Welt entdecken, die in
Wirklichkeit sehr alt ist – die fast vergessene
Welt der natürlichen Düfte. Es ist eine Welt
ohne Worte, eine Welt der Bilder, die Sie zwischen Ihrer Nasenspitze und dem Zentrum
Ihres Gehirns erforschen werden – eine Welt
der subtilen Überraschungen und der stillen
Ekstase.

Erstes Kapitel

Die Geschichte der Aromastoffe

Seit den frühesten Zeiten der Menschheit werden bei religiösen Ritualen und Zeremonien aromatische Substanzen verbrannt, um eine Atmosphäre der Heiligkeit zu erzeugen. Düfte wurden als Manifestation des Göttlichen auf Erden betrachtet, als Bindeglied zwischen den Menschen und den Göttern, als Medium und Vermittler, als Emanation der Materie, in der sich der göttliche Geist offenbart.

Aromamedizin in Ägypten

Die Aromamedizin entstand vor über sechstausend Jahren im raucherfüllten Halbdunkel der Tempel Ägyptens – der Geburtsstätte der Medizin, Parfümherstellung und Pharmazie. Karawanen und Schiffe brachten die kostbaren Substanzen aus allen Teilen der Welt: Zedernholz aus dem Libanon, Rosen aus Syrien, Lavendel, Myrrhe, Weihrauch, Labdanum und Zimt aus Babylon, Äthiopien, Somalia, Persien und Indien. Der Priester überwachte die Herstellung im Tempel, studierte die Rezepte und rezitierte Beschwörungen, während die Schüler die Ingredienzen mischten. Pulverisierung, Mazeration und andere Arbeitsvorgänge konnten Monate dauern, bis man den richtigen Duft für den zeremoniellen Gebrauch gefunden hatte.

Doch die Ägypter beschäftigten sich nicht nur mit spirituellen Dingen. Sie maßen Gesundheit und Hygiene die größte Bedeutung bei und besaßen eingehende Kenntnisse über die Wirkung von Parfüms und aromatischen Substanzen auf Körper und Psyche. Viele Präparate benützten sie sowohl wegen ihres Duftes als auch wegen ihrer Heilwirkungen. *Kephi,* ein weithin berühmtes Parfüm beispielsweise, war gleichzeitig ein Antiseptikum und ein Beruhigungsmittel, das innerlich eingenommen werden konnte.

Die Ägypter praktizierten auch die Kunst der Massage und spezialisierten sich auf Hautpflege und Kosmetik. Ihre Produkte waren in der gesamten zivilisierten Welt bekannt.

Die phönizischen Kaufleute exportierten kostbare Salben, duftende Öle und Cremes sowie aromatische Weine in den ganzen Mittelmeerraum und nach Arabien und vermehrten dadurch den Ruhm und Reichtum Ägyptens.

Ein Hauptanwendungsgebiet der Aromastoffe war die Einbalsamierung. Nach Entfernung der inneren Organe wurde der Leichnam mit Parfüms, Harzen und Duftölen gefüllt. Die antiseptische Wirkung der ätherischen Öle ist so stark, daß das Gewebe noch nach Jahrtausenden gut erhalten ist. Im siebzehnten Jahrhundert wurden in Europa Mumien verkauft. Ärzte destillierten die wirksamen Substanzen heraus und verwendeten sie zur Herstellung medizinischer Präparate.

Die Anwendung aromatischer Substanzen breitete sich von Ägypten nach Israel, Griechenland, Rom und in den gesamten Mittelmeerraum aus. Alle Kulturen und Zivilisationen entwickelten Methoden zur Herstellung von Parfüms und Kosmetika. Indien dürfte das einzige Land der Welt sein, in dem die Tradition nicht verlorenging. Die dort seit über zehntausend Jahren praktizierte ayurvedische Medizin ist die älteste kontinuierlich entwickelte Heilkunde.

In den Veden, dem heiligsten Buch Indiens, sind mehr als siebenhundert verschiedene pflanzliche Stoffe wie Zimt, Lavendel, Koriander, Ingwer, Myrrhe und Sandelholz erwähnt; auch werden Hinweise für die Verwendung von Parfüms und aromatischen Substanzen für liturgische und therapeutische Zwecke gegeben.

Destillation und Alchimie

In Europa begann mit dem Aufkommen des Christentums und dem Untergang des Römischen Reiches eine lange Zeit der Barbarei. Das alte Wissen verfiel. Eine Wiederbelebung erfolgte, als sich von den arabischen Ländern aus der Islam verbreitete. Das geistig-kulturelle Leben und die Künste blühten auf. Die arabische Zivilisation erreichte ein unvergleichliches Maß an Verfeinerung.

Die Philosophen widmeten sich der alten hermetischen Kunst der Alchimie, deren Entstehung mit dem ägyptischen Gott Thot (Dehuti) in Zusammenhang gebracht wurde. Die Verwendung von Aromastoffen in der Medizin und bei der Herstellung von Parfüms lebte wieder auf, und die Techniken wurden vervollkommnet. Der große Philosoph Avicenna erfand die Kühlschlange, die einen wesentlichen Fortschritt auf dem Gebiet der Destillationskunst bedeutete.

Die Alchimie, wahrscheinlich von Kreuzrittern bei ihrer Rückkehr aus dem Heiligen Land nach Europa mitgebracht, war vor allem ein spiritueller Entwicklungsweg. Die verschiedenen Handlungen, die ein Adept ausführte, symbolisierten die in seinem Innern stattfindenden Prozesse. Die Destillation war das Symbol der Reinigung und der Konzentration der spirituellen Kräfte.

Nach Vorstellung der Alchimisten besteht alles, ob Stein, Pflanze oder Mensch, aus physischem Körper, Seele und Geist. Gemäß dem Grundprinzip »solve et coagula« (Löse auf und lasse gerinnen) bestand die Kunst der Spagirik darin, den physischen Körper aufzulösen und die Seele und den göttlichen Geist, welche alle Heilkraft besaßen, zu Quintessenzen zu kondensieren. Die Substanz wurde immer wieder destilliert, um alle Unreinheiten zu entfernen, und die Endprodukte waren hochwirksame Heilmittel.

Die Ausbreitung dieser geheimnisvollen Kunst führte dazu, daß aus einer immer größeren Zahl von Substanzen Essenzen extrahiert wurden. Diese Quintessenzen stellten die Basis der meisten Arzneien dar, und jahrhundertelang waren ätherische Öle die einzigen Heilmittel bei epidemischen Krankheiten.

Renaissance, Niedergang und Wiedergeburt

Während der Renaissance wurden ätherische Öle zunehmend auch bei der Herstellung von Parfüms und Kosmetika verwendet. Weitere Fortschritte auf dem Gebiet der Chemie und Destillation führten dazu, daß die Produktion von Elixieren, Balsamen, Duftwässern, Ölen und Salben für medizinische Zwecke und für die Hautpflege florierte. Nicholas Lemery, der Leibarzt von Ludwig XIV., beschrieb viele dieser Präparate in seinem *Dictionnaire des Drogues Simples*. Einige wie Melissengeist oder das berühmte Kölnisch Wasser werden heute noch hergestellt.

Die Entwicklung der modernen Naturwissenschaft führte zu einem Niedergang aller Arten der Pflanzenheilkunde. Die frühen Naturwissenschaftler hatten eine stark vereinfachende und etwas naive Denkweise. Als die ersten Alkaloide entdeckt wurden, begannen sie, die Hauptwirkstoffe der Pflanzen in Laboratorien nachzubilden. So entdeckten und reproduzierten sie zum Beispiel das Penicillin (aus einem auf Brot wachsenden natürlichen Schimmelpilz), das Aspirin (das in der Birke, im Immergrün und im Mädesüß auf natürliche Weise vorkommt) oder verschiedene Antibiotika.

Der Wert vieler wissenschaftlicher Entdekkungen soll nicht geleugnet werden, doch die Engstirnigkeit der Mediziner hat zweifellos zu Fehlentwicklungen geführt. Mikroorganismen passen sich Antibiotika viel schneller an als der menschliche Körper, so daß diese nicht nur unwirksam werden, sondern den Körper auch schädigen können. Kortikosteroide haben schreckliche Nebenwirkungen; Schlafmittel, Antidepressiva und Amphetamine sind stark suchterzeugend.

Anfang unseres Jahrhunderts begannen einige überzeugte Forscher, das einst verächtlich abgetane uralte Wissen mit wissenschaftlichen Methoden zu untersuchen. R. M. Gattefossé begründete die Aromatherapie, gefolgt von Doktor M. Fesenau, Professor Caujolles und Doktor Pellecuer, um nur einige zu nennen.

Die Aromatherapie breitete sich in Europa aus, als 1964 Doktor Jean Valnets Buch *Aromatherapie* erschien. Heute ist die Aromatherapie in Frankreich eine sehr aktive Bewegung und wird von Medizinern wie Professor Pradal, Doktor Girault und Doktor Belaiche sowie von Naturheilkundlern wie Doktor Lamblin, Professor Lautie, P. Passebeck und P. Franchomme praktiziert. Viele Ärzte wenden sie an, und die ätherischen Öle sind in jedem Naturkostladen und in den meisten Apotheken erhältlich. Die Kosten werden von den französischen Krankenkassen erstattet.

Zweites Kapitel

Aromatherapie: Eine Therapie auf vielen Ebenen

Wissenschaftliche Forschung und moderne Aromatherapie

Die moderne Aromatherapie wurde um die Jahrhundertwende von dem französischen Chemiker R. M. Gattefossé entwickelt und stieß in Frankreich, Deutschland, der Schweiz und Italien auf großes Interesse. Laborwissenschaftler und Therapeuten haben auf diesem Gebiet zahlreiche Untersuchungen angestellt. Eingeengt durch die vorherrschende wissenschaftliche Ideologie, beschäftigte man sich bei diesen Forschungen meist mit den antiseptischen und antibiotischen Wirkungen der ätherischen Öle und mit ihren allopathischen Eigenschaften.

Seit den frühen achtziger Jahren haben jedoch die Arbeiten von Doktor Schwartz an der amerikanischen Yale University und von Professor Dodd und Professor van Toller an der englischen Warwick University zu neuen Erkenntnissen über die Funktionsweise des Geruchssinnes geführt. Sie eröffneten damit der Forschung und dem Experimentieren auf dem Gebiet der Aromatherapie faszinierende neue Wege.

Antiseptische Wirkung der Essenzen

Seit Pasteur herrscht in der Schulmedizin die Überzeugung, daß Krankheiten von äußeren Erregern (Mikroben, Keimen, Viren) verursacht werden. Es ist deshalb verständlich, daß man sich bei den ersten Experimenten mit den antiseptischen Eigenschaften der ätherischen Öle beschäftigte. Koch untersuchte 1881 die Wirkungen von Terpentin auf den *Bacillus anthracis* und Chamberland erforschte 1887 die Wirkungen der ätherischen Öle von Oregano, Zimt und Gewürznelke. Rideal und Walker sowie Kellner und Kober entwickelten Methoden zur Feststellung der antiseptischen Wirkung von Essenzen bei verschiedenen Darreichungsformen.

Das Aromatogramm

Ein weiterer Fortschritt war die Entwicklung des Aromatogramms durch Doktor Maurice Girault. Es stellt eine wertvolle Methode zur Diagnose und Verschreibung von Arzneien dar. Girault, ein französischer Gynäkologe und Geburtshelfer, studierte zwanzig Jahre lang die Wirkungen ätherischer Öle und Tinkturen (in Verbindung mit anderen Naturheilmethoden wie Homöopathie) in der Gynäkologie. Die Ergebnisse seiner Arbeit veröffentlichte er in *Traité de Phytothérapie et d'Aromathérapie* (Band 3, *Gynécologie*, Maloine Editeur, Paris, 1979).

Bei dieser Methode werden auf Abstriche von Vaginalsekret verschiedene ätherische

Öle aufgebracht, um festzustellen, welches Öl die stärkste Wirkung gegen einen bestimmten Mikroorganismus hat. Die Anwendung dieses Tests wurde von den französischen Aromatherapeuten Pradal, Belaiche, Andoui und Durrafour auf alle Infektionskrankheiten ausgedehnt. Sein Vorteil besteht darin, daß die Wirkung der Öle auf einem natürlichen, vom Patienten stammenden Nährboden untersucht wird.

Praktisch keine Resistenzerscheinungen

Trotz aller Unvollkommenheit und Begrenztheit haben die verschiedenen Methoden zur Untersuchung der keimtötenden Wirkung ätherischer Öle den Wert der Aromatherapie auf wissenschaftliche Weise bewiesen. Man weiß heute, daß diese Wirkung der Essenzen darauf beruht, daß sie bestimmte Stoffwechselvorgänge bei den Mikroorganismen, und dadurch ihr Wachstum und ihre Vermehrung, hemmen und sie schließlich zerstören.

Obwohl man sich über die antiseptische Wirkung der ätherischen Öle einig ist, haben verschiedene Autoren ihre Abwehrkraft auf unterschiedliche Weise klassifiziert. Da ätherische Öle natürliche Produkte sind, hängt ihre chemische Zusammensetzung von so vielen Faktoren ab, daß die Essenzen sich nie völlig gleichen. Deshalb führen verschiedene Analysen zu verschiedenen Ergebnissen. Laut Jean Valnet weisen Mikroorganismen gegenüber ätherischen Ölen keine Resistenz auf. Neuere Untersuchungen lassen darauf schließen, daß es Resistenzerscheinungen gibt, doch in viel geringerem Maß als bei synthetischen Antibiotika. Das scheint plausibel,

denn ätherische Öle haben eine komplexere Struktur und sind außerdem Produkte des Abwehrmechanismus der Pflanze.

Die Wirkung lebendiger Substanzen

Die Bedeutung der ätherischen Öle auf medizinischem Gebiet liegt vor allem in ihrer Wirkung auf den menschlichen Organismus. Selbst wenn es einfach wäre, sie durch synthetische antiseptische Produkte zu ersetzen, könnte man sich nie sicher sein, wie diese auf den Körper als Ganzes wirken, obgleich synthetische Mittel chemische Nachbildungen von Komponenten sind, die in ätherischen Ölen in natürlicher Form vorkommen.

Ätherische Öle enthalten Hunderte von chemischen Bestandteilen, die meisten in sehr geringen Mengen. Wir wissen, daß bestimmte Spurenelemente von lebenswichtiger Bedeutung sind. In gleicher Weise beruht die Wirkungskraft natürlicher Stoffe auf der Kombination ihrer Bestandteile, und die mengenmäßig sehr geringen Komponenten sind mindestens ebenso wichtig wie ihre Hauptbestandteile. Keine synthetische Nachbildung entspricht vollkommen dem natürlichen Produkt. Deshalb ist es sehr wichtig, stets natürliche Essenzen zu verwenden.

Aromatherapie aus holistischer Sicht

Der menschliche Körper ist eine Einheit, und die Interaktion zwischen dem Ganzen, seinen Teilen und der Umgebung wird durch das Prinzip des inneren Gleichgewichts, der Homöostase, bestimmt.

Homöostase ist ein Prozeß der Selbstregulation, bewirkt durch Hormone und Sekrete der endokrinen Drüsen, die durch die Nebennieren, den Hypothalamus und die Hypophyse gesteuert werden. Jeder äußere oder innere Angriff löst eine ausgleichende Reaktion (Über- oder Unterfunktion) aus. Jede Störung des Gleichgewichts ruft eine Abwehrreaktion hervor. Die Einnahme chemischer Medikamente stellt häufig einen Angriff auf das Gleichgewicht dar. Behandelt man eine Krankheit chemotherapeutisch, so beantwortet man einen Angriff mit einem Gegenangriff und löst einen Krieg aus, wodurch der menschliche Körper zu einem Schlachtfeld wird und schwer geschädigt werden kann.

Wir sind auf vielen Gebieten – etwa hinsichtlich unserer Ernährung und der Versorgung mit Sauerstoff – von Pflanzen abhängig, und zwischen Pflanzen und Menschen besteht eine sich gegenseitig ergänzende Beziehung. Wir sind Teil eines Ganzen – des Lebens. Deshalb greifen Pflanzen den menschlichen Körper nicht an, und nur wenn wir falschen Gebrauch von ihnen machen, können sie uns schädigen.

Hippokrates, der Vater der abendländischen Medizin, stützte sich in seiner Heilkunst auf zwei Grundprinzipien: das Prinzip der Ähnlichkeit (Gleiches wird durch Gleiches geheilt – eine Vergiftung durch das Gift) und das Prinzip der Gegensätzlichkeit (die Anwendung eines Gegenmittels). Das zweite Prinzip ist relativ leicht zu befolgen und bildet die Grundlage der modernen Medizin (Allopathie). Das erste erfordert Intuition und Feingefühl; es inspirierte im Mittelalter den großen Alchimisten und Philosophen Paracelsus zur Aufstellung der Ähnlichkeitstheorie und ist auch das Grundprinzip der Homöopathie und der anthroposophischen Medizin.

Aufgrund der Morphologie der Pflanzen und ihrer Charakteristika (ihres Geruchs und Geschmacks, des Gebiets, in dem sie wachsen, ihrer Umgebung, ihrer allgemeinen Schwingung) konnte Paracelsus ihre Heilwirkungen vorhersagen. Rudolf Steiner und die Anthroposophen wandten die gleichen Methoden an. Ihre Ergebnisse waren erstaunlich genau und wurden zum großen Teil durch nachfolgende wissenschaftliche Untersuchungen bestätigt.

Auch neuere Theorien auf dem Gebiet der Informatik und Genetik, die sich mit Ordnung und Chaos beschäftigen, bestätigen die Richtigkeit dieses Ansatzes. Nach diesen Theorien sind Anpassungsfähigkeit und Flexibilität bei der Vermittlung von Informationen wesentliche Charakteristika des Lebens. Lebendige Systeme (Zellen, Organismen, Insektenkolonien, soziale Gruppen) sind mit bestimmten Potentialen ausgestattet, die sich in einem Feedback-Prozeß, der zwischen ihnen und ihrer Umgebung stattfindet, entfalten. So entwickelt sich der Embryo aus einer einzelnen Keimzelle durch Differenzierung zu einem menschlichen Wesen. Lebendige Systeme scheinen imstande zu sein, Informationen von anderen lebendigen Systemen zu »übernehmen«, sich fremde Informationen einzuverleiben.

Wenn der Schlüssel zur Gesundung in einem selbst liegt, ist es natürlich notwendig, dem Körper die richtigen Informationen zu vermitteln. Eine genaue Untersuchung der Funktionen der ätherischen Öle in Pflanzen wird uns helfen, ihre Heilkraft zu verstehen, und die Betrachtung bestimmter Pflanzen wird uns über die Heilwirkungen der einzelnen Öle informieren.

Die ätherischen Öle spielen offenbar eine Schlüsselrolle in der Biochemie der Pflanze. Sie befinden sich in kleinen »Taschen« zwischen den Zellen und fungieren als Regler und Boten. Sie katalysieren biochemische Reaktionen, schützen die Pflanze vor Parasiten und Krankheiten und spielen eine wichtige Rolle bei der Befruchtung. (Orchideen, die faszinierendste Pflanzenfamilie, ziehen mit Hilfe ätherischer Öle die geeignetsten Insekten an, damit diese den kostbaren Blütenstaub zu ihren fernen Sexualpartnern tragen.)

Ätherische Öle befördern Informationen von Zelle zu Zelle, und es besteht ein Zusammenhang zwischen ihnen und der hormonalen Reaktion der Pflanze auf Streßsituationen sowie deren Anpassung an ihre Umgebung. Es überrascht deshalb nicht, daß sie Hormone enthalten. Salbei, ein traditionelles Mittel zur Regelung und Förderung der Menstruation, enthält Östrogen, Ginseng (ein bekanntes Tonikum und Aphrodisiakum), dem Östrogen ähnelnde Substanzen. Östrogene finden sich auch in Petersilie, Hopfen und Süßholz. Rosmarin steigert die Produktion von Gallenflüssigkeit und fördert deren Ausscheidung.

Ätherische Öle steuern die Vermehrung und Erneuerung der Zellen. Sie haben auf den menschlichen Körper eine zellstimulierende und heilende Wirkung (vor allem Lavendel, Geranie, Knoblauch, Ysop und Salbei). Laut Jean Valnet besitzen sie krebsverhindernde Eigenschaften.

Häufig finden sie sich im äußeren Teil der Blätter, in der Schale von Zitrusfrüchten und in der Rinde bestimmter Bäume. Eins ihrer ältesten Anwendungsgebiete ist die Kosmetik.

Die meisten aromatischen Pflanzen wachsen in trockenen Landstrichen, und die Öle entstehen durch die Sonneneinwirkung. Nach Auffassung der Anthroposophen manifestieren sich in den ätherischen Ölen die kosmischen Feuerkräfte. Sie werden vom kosmischen Selbst der Pflanze produziert. Materie verwandelt sich in ihnen in Wärme. Deshalb sind sie bei Krankheiten angezeigt, die ihre Ursache im Astralkörper haben.

Die Aromastoffe und die Seele

Die Aromatherapie wirkt auf verschiedenen Ebenen. Erstens wirken die ätherischen Öle aufgrund ihrer chemischen Zusammensetzung allopathisch und zeigen antiseptische, anregende, beruhigende und antineuralgische Eigenschaften. Eine subtilere Wirkung haben sie, ähnlich den homöopathischen und anthroposophischen Heilmitteln, auf der Schwingungsebene. Und zweitens üben die ätherischen Öle eine Wirkung auf den Geist aus. Traditionellerweise stellen sie die Grundstoffe für die Herstellung von Parfüms dar. Über die Eigenschaft angenehmer Gerüche, die Stimmung zu verbessern, schreibt Marguerite Maury in *The Secret of Life and Youth*:

Von größter Bedeutung ist die Wirkung von Düften auf den psychischen und geistigen Zustand des Menschen. Die Wahrnehmungsfähigkeit wird klarer und schärfer, und man hat das Gefühl, in gewissem Maß über den Dingen zu stehen . . . Man könnte sagen, die negativen Emotionen, die unsere Wahrnehmung trüben, werden unterdrückt.

Die Anatomie des Geruchssinns

In Europa, Rußland und den Vereinigten Staaten angestellte Forschungen haben ergeben, daß die Wirkungen von Gerüchen auf die Psyche vermutlich von größerer Bedeutung sind, als die Wissenschaft bisher angenommen hat. An der University of Warwick in England wurden auf diesem Gebiet hochinteressante Untersuchungen durchgeführt. (Siehe Theimer: *The Science of the Sense of Smell*.) Abbildung 1 zeigt die Anatomie des Geruchssinns.

Der Geruchssinn funktioniert hauptsächlich auf einer unbewußten Ebene; die Geruchsnerven sind direkt mit dem limbischen System verbunden, dem primitivsten Teil des Gehirns, den schon unsere fernen Vorfahren,

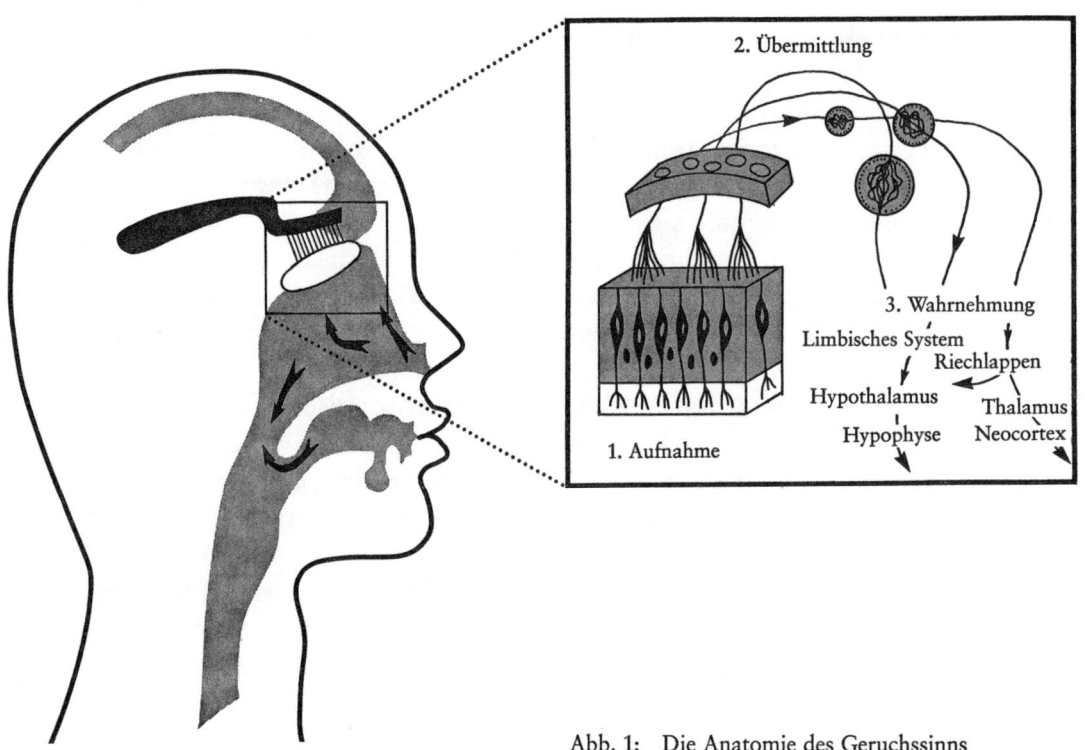

Abb. 1: Die Anatomie des Geruchssinns

die Saurier, besaßen. Der Geruchsnerv ist gewissermaßen eine Ausstülpung des Gehirns, zu dem eine unmittelbare Verbindung durch die Nase führt. Dies ist das einzige derartig offene Tor zum Gehirn.

Das limbische System, früher Rhinencephalon (»Riechhirn«) genannt, steuert die sensomotorische Aktivität und die primitiven Triebe wie Sexualität, Hunger und Durst. Werden die Geruchssinneszellen stimuliert, so senden sie elektrische Signale an den Teil des limbischen Systems, der für die Reaktionen der inneren Organe und für die Verhaltensreaktionen zuständig ist, wodurch das Verdauungs- und Sexualsystem und das emotionale Verhalten beeinflußt werden. Tatsächlich lösen Gerüche im Gehirn ähnliche Reaktionen aus wie Emotionen. (Im Französischen bedeutet das Wort *sentir* sowohl »fühlen« als auch »riechen«.) Die Aufnahme von Gerüchen geht größtenteils unbewußt vor sich; meist sind wir uns der Gerüche unserer Umgebung nicht bewußt. Aus noch unbekannten Gründen werden wir für einen neuen Geruch, mit dem wir in Kontakt kommen, nach einer Weile »blind«. Die mit diesem Geruch zusammenhängenden elektrischen Signale erreichen weiterhin das Gehirn, doch der Kontakt mit unserem Bewußtsein ist unterbrochen. Das zeigt, wie wenig bewußte Kontrolle wir über die Stimulation unseres Geruchssinns haben.

Der Geruchssinn ist sehr empfindlich: Wir können einen Duftstoff unter mehr als 10 000 Milliarden anderen Stimulanzien wahrnehmen. Eine geübte Nase vermag, mehrere hundert verschiedene Gerüche zu unterscheiden. Wir verfügen jedoch über kein geeignetes Vokabular, um über Gerüche zu sprechen und können nur vergleichend feststellen, daß etwas zum Beispiel wie eine Rose, wie eine Erdbeere oder wie die Absonderung eines Stinktiers riecht. Die Geruchsnerven enden in einem Teil des Gehirns, der nicht über die gleiche Art Logik verfügt wie unser Intellekt. Obwohl Gerüche der Kommunikation dienen, können sie nicht analytisch in Sprache umgesetzt werden, sondern nur assoziativ oder bildlich ausgedrückt werden.

In *Perfumery: The Psychology and Biology of Fragrances* beschreibt E. Douek verschiedene Abnormitäten des Geruchssinns. Die Anosmie, der völlige Verlust des Geruchssinns, ist dem Autor zufolge stets mit Depressionen verbunden, die sehr schwer sein können. Zusammen mit dem Geruchssinn geht auch der Geschmackssinn verloren. Die Welt wird düster und farblos.

Noch schwerwiegender ist die Parosmie, die falsche Wahrnehmung von – vor allem schlechten – Gerüchen. In diesem Fall haben schüchterne und in sich zurückgezogene Menschen das Gefühl, unangenehme Gerüche wahrzunehmen, die sie selbst ausströmen, während Menschen mit paranoiden Tendenzen den Eindruck haben, daß von anderen schlechte Gerüche ausgehen. Sie bilden sich ein, daß andere Komplotte gegen sie schmieden und neigen häufig zur Tyrannei. Laut Douek litt der französische König Ludwig XI. an dieser Störung. Die Gefängnisse waren während seiner Regierungszeit überfüllt, und er entsann raffinierte Foltermethoden, um seine Opfer zu Geständnissen zu zwingen. Es könnte sehr aufschlußreich sein zu untersuchen, ob bei den schlimmsten Tyrannen der Geschichte der Geruchssinn intakt gewesen ist!

Geruchssinn und Sexualität

Säugetiere senden mit Geruchsstoffen, den sogenannten Pheromonen, die von speziellen apokrinen Drüsen produziert werden, sexuelle Signale aus. Beim Menschen befinden sich die meisten dieser Drüsen im Genital- und Analbereich, am Oberkörper und am Unterleib sowie in der Umgebung der Brustwarzen, wobei die verschiedenen Rassen Abweichungen aufweisen. (Laut D. M. Stoddart ist die Pheromonproduktion bei asiatischen Völkern, vor allem bei Koreanern, am geringsten.)

D. M. Stoddart weist darauf hin, daß die meisten Parfüms Bestandteile enthalten, die diese sexuellen Geruchsstoffe imitieren, zum Beispiel Zibet, Moschus oder Bibergeil, oder auch Substanzen wie Sandelholz (das dem Autor zufolge dem Androsterol, einem männlichen Pheromon, stark ähnelt). Laut G. H. Dodd produziert der Mensch Sekrete, die moschusähnliche Moleküle enthalten. In der Gebärmutter haben wir einst diesen Geruch wahrgenommen, was seine allgemeine Beliebtheit erklären würde. Der Hauptzweck von Parfüms scheint also darin zu liegen, natürliche Gerüche nicht zu überdecken, sondern sie zu verstärken.

Die Verbindungsstelle zwischen dem Geruchssinn und dem Sexualsystem befindet sich im Hypothalamus. D. M. Stoddart schreibt in *Perfumery: The Psychology and Biology of Fragrance*:

Der Hypothalamus ist ein Hauptempfänger von Geruchsneutronen und setzt verschiedene ... Hormone frei, die zum vorderen Teil der Hypophyse wandern und bewirken, daß diese eine Kombination von Hormonen absondert, welche die sexuellen Zyklen steuert.

Die zeitliche Übereinstimmung der Menstruationsperioden in Mädchenpensionaten ist ein bekanntes Phänomen. Verschiedene Untersuchungen lassen darauf schließen, daß diese Synchronizität durch die Absonderung von Sekreten durch in der Achselhöhle befindliche Drüsen (also durch Pheromone) verursacht wird.

Ein anderes berühmtes, in einem Kindergarten durchgeführtes Experiment zeigte, daß Kinder aus einem Stapel T-Shirts das von ihrer Mutter getragene innerhalb sehr kurzer Zeit herausfinden können. Die meisten zogen sich mit dem T-Shirt in eine Ecke zurück und kuschelten sich dort beruhigt ein. Obwohl dieses Experiment nicht unmittelbar mit Sexualität zusammenhängt, zeigt es, welche große Rolle der Geruchssinn bei der Mutter-Kind-Bindung spielt. Bemerkenswert ist auch, daß gestillte Kinder eine viel stärkere, auf dem Geruchssinn beruhende Mutterbindung entwickeln als mit der Flasche genährte.

Das Tor zur Seele

Als Sigmund Freud zu Beginn dieses Jahrhunderts die Pandorabüchse des Unbewußten öffnete, vermutete er, daß das Hauptthema des Stückes, das wir auf unserer privaten Bühne aufführen, die Sexualität ist. Er hielt die Unterdrückung des Geruchssinns für eine Hauptursache geistiger Krankheiten und nahm an, daß die Nase mit den Sexualorganen in Verbindung steht. (Geruchsallergien haben psychosomatische Ursachen.)

Die Psychoanalyse erforscht das Unbewußte von der mentalen Seite her, doch die Nase und der Geruchssinn öffnen den Zugang zur Pandorabüchse von der anderen Seite, von dem uralten Teil unseres Wesens, den wir mit den Sauriern gemein haben. Die subtilen Gerüche bilden ein diffuses Netzwerk, das uns mit dem kollektiven Unbewußten der Menschheit verbindet, mit dem Leben selbst. Sehr starke und tiefe Erfahrungen sind häufig von Geruchsempfindungen begleitet. Alle Traditionen, selbst die puritanischsten, wußten um die Macht der Düfte; alle Religionen haben sie (meist in Verbindung mit Klängen und Farben) bei Zeremonien verwendet, um die Gläubigen in Verzückung zu versetzen. Der Heilige, der Mystiker nimmt in der tiefsten Ekstase himmlische Düfte wahr. Wenn solche Menschen sterben, umgibt sie manchmal der »Geruch der Heiligkeit«.

Gerüche können sehr tiefe, doch überaus flüchtige Empfindungen auslösen. Wie Glückseligkeit, Liebe oder Lachen überraschen sie und verschwinden, wenn man sie festzuhalten versucht. Ob man die Straße entlanggeht, im Garten Unkraut jätet, eine Wanderung macht oder eine Tasse Kaffee trinkt – es kann sein, daß einem plötzlich ein geheimnisvoller Duft in die Nase steigt und etwas Wundersames geschieht. Eine Art Verzückung zeigt sich, ein Gefühl der Wonne durchströmt den ganzen Körper, Bilder und unbekannte Empfindungen steigen auf. Doch wenn man herauszufinden versucht, was da vor sich geht, zerplatzt das Ganze wie eine Seifenblase, und will man es jemandem erzählen, fehlen die Worte.

Jean-Jacques Rousseau hat gesagt, daß Geruchssinn und Phantasie eng zusammenhängen. Manche Dichter haben durch Geruchsreize ihre Kreativität angeregt. Guy de Maupassant, zum Beispiel, legte Erdbeeren in eine Schüssel und übergoß sie mit Äther. Schiller füllte die oberste Schublade seines Schreibtischs mit faulen Äpfeln.

Der Geruchssinn steht in enger Beziehung zum Gedächtnis; Geruchserinnerungen sind von großer Genauigkeit und oft unauslöschlich. Der französische Psychologe André Virel benutzte Düfte, um Vergessenes in Erinnerung zu rufen. Geruch und Geschmack eines in eine Tasse Tee getunkten Madeleine-Gebäcks befähigten Marcel Proust zu einer höchst präzisen Innenschau und inspirierten ihn zu literarischen Meisterwerken.

Für mich ist der Geruch des Flieders einer der himmlischsten Düfte. Er versetzt mich in einen Raum tiefer Friedlichkeit, in dem ich mich klar an den Gemüsegarten meiner frühen Kindheit erinnern kann, an das verfallene Gartenhäuschen, an die Mauer über dem zum Brunnen führenden Weg, an das Becken mit frischem, sprudelndem Wasser. In der Ecke über dem Weg und der Ruine der Steinhütte steht ein riesiger Feigenbaum und dazwischen ein Fliederstrauch. Ich lehne an dem blühenden Strauch; schon seit Stunden verweile ich hier. Jenseits des Steingewölbes liegt der Hof, dahinter die Welt. Der warme, sanfte Schein der Maisonne umhüllt meinen zarten Körper, und der göttliche Duft des

Flieders erfüllt meine Seele. Ich fühle mich zutiefst wohl. Warum sollte ich je von hier fortgehen?

Psychotherapie und Aromatherapie: Ein weites Feld

Da der Geruchssinn ein offenes Tor zum Unbewußten darstellt, würde man annehmen, daß die Psychotherapie aus der Anwendung von Duftstoffen Nutzen zieht und mit ihnen psychische Störungen behandelt. Auf diesem Gebiet sind jedoch nur sehr wenige Forschungen angestellt worden, vielleicht weil es schwierig ist, das therapeutische Vorgehen in ein System zu bringen. Der Geruchssinn ist etwas sehr Individuelles, und jeder Mensch hat andere Assoziationen. Doktor A. D. Armond berichtet zum Beispiel, daß er einen Patienten hatte, der Motorräder reparierte und immer ein ölgetränktes Tuch in der Tasche hatte, das er sich vor die Nase hielt, wenn der Alltagsstreß zu groß wurde. Doch die Aromatherapie bietet viele wertvolle Mittel, die eine Wirkung auf die Psyche haben. Öle wie Neroli (Orangenblüte), Lavendel, Majoran, Rose und Ylang Ylang werden traditionell zur Beruhigung und Streßverminderung eingesetzt. Jasmin ist ein wunderbares stimmungshebendes Öl zur Behandlung von Depressionen oder Ängsten, und es gibt noch viele andere mit ähnlichen Wirkungen, deren Beschreibung in der Liste der einzelnen Öle und im therapeutischen Register zu finden ist. Für diese Art der Anwendung dürfte die Zerstäubung der Essenzen eine der besten Methoden sein.

Ein von Therapeuten häufig angewandtes Verfahren besteht darin, eine Mischung aus verschiedenen Ölen herzustellen und während der Therapiestunde einzusetzen. Der Patient kann die gleiche Mischung auch zu Hause benutzen, um die Behandlung zu unterstützen. Besonders wirkungsvoll ist diese Methode in Verbindung mit Entspannungstechniken wie Hypnose, Meditation, Yoga und bestimmten Massagen, weil die Geruchsreize durch sie verstärkt werden.

Die Psychoaromatherapie (ein von Robert Tisserand geprägter Begriff) ist ein weites, offenes Feld; ein Gebiet, auf dem Experimente sehr nützlich sein könnten. Mit etwas Vorsicht sind bei der Verwendung von Aromastoffen in der Psychotherapie keine schädlichen Nebenwirkungen zu erwarten, während die positiven Möglichkeiten unbegrenzt scheinen. Mich persönlich würden neue Entdeckungen auf diesem Gebiet sehr interessieren, und ich bitte die Therapeuten unter meinen Lesern, mir oder der *American Aroma Therapy Association,* deren Adresse im Anhang zu finden ist, neue Erfahrungen mitzuteilen.

Zarte Düfte, große Wirkung

Ätherische Öle und Duftstoffe werden seit den Anfängen der Zivilisation benützt, um einen Zustand des Wohlbefindens herzustellen – eine der wichtigsten Voraussetzungen der Gesundheit.

Vladimir Jankelevitch, ein französischer Philosoph, der in der ehrwürdigen Sorbonne seinen entzückten Studenten Kochunterricht erteilte, sprach einmal von einem *Un je ne sais quoi, un presque rien* (»Ein Ich-weiß-nicht-was, fast ein Nichts«), um zu erklären, was wahre Lebenskunst ausmacht. Dieses *je ne sais quoi*, dieses *presque rien*, welches das Merkmal von echter Kunst, von Eleganz, von Humor ist, durch das sich eine wahre Mahlzeit von einer bloßen Ansammlung von Proteinen, Kalorien, Vitaminen und Mineralien unterscheidet, drückt ausgezeichnet aus, was die Duftstoffe für die Lebensqualität bedeuten. Es ist etwas Unvorhersehbares, mit wissenschaftlichen Methoden nicht Analysierbares, das dennoch erfahren werden kann. Goethe zufolge durchlaufen hochentwickelte Pflanzen bei ihrer Verwandlung vom primitiven Keim zur Blüte eine natürliche Entwicklung zur Vergeistigung, und die Blüte in ihrer Vergänglichkeit und Offenheit ist eine Manifestation der Verzückung und des Jubilierens. Der Duft ist eine Bekundung dieser Glückseligkeit.

Düfte haben ihre eigene Sprache. Besser als jedes Wort können sie die subtilsten Gefühle ausdrücken. Es sagt viel über einen Menschen aus, welchen Duft er als angenehm empfindet und wie seine Haut auf diesen Duftstoff reagiert. Jeder hat seinen besonderen Geruch, der sich entsprechend seinem körperlichen und psychischen Zustand verändert. Dies ermöglicht es Hunden, Vermißte und Flüchtende zu finden. Der Geruch kann ein entscheidender Faktor bei der Herstellung von Beziehungen sein. Und er ist ein traditionelles Mittel zur Diagnose, denn es heißt, daß jede Krankheit ihren spezifischen Geruch habe.

Auch wenn Aromastoffe einen Menschen nicht zu verändern vermögen, können sie doch, wenn man die richtigen wählt, dazu beitragen, ein günstiges Umfeld zu schaffen. Düfte verstärken durch ihre Schwingung die dynamischen und positiven Aspekte der Persönlichkeit. In der Renaissancezeit hatten die *grandes dames* ihre eigenen geheimen Parfüms, und es gibt zahlreiche Systeme, in denen Parfüms mit astrologischen Zeichen, herrschenden Planeten oder morphologischen Charakteristika in Zusammenhang gebracht werden.

Zusammenfassend sei gesagt, daß die Aromatherapie Symptome lindern kann, vor allem jedoch bestrebt ist, Krankheitsursachen zu beseitigen. Die therapeutische Wirkung ätherischer Öle besteht hauptsächlich darin, die inneren Organe und die Abwehrmechanismen des Körpers zu stärken. Sie nehmen dem Körper nicht die Arbeit ab, sondern helfen ihm, sie selbst zu tun, und deshalb schwächen sie den Organismus nicht. Alle natürlichen Heilmethoden, die darauf abzielen, die Vitalität des Menschen wiederherzustellen, können ihre Wirkung erhöhen. Maurice Girault empfiehlt, sie zusammen mit Mineralstoffen zu verabreichen und mit Homöopathie und Psychotherapie zu kombinieren. Ich möchte zusätzlich die Bedeutung einer richtigen Ernährung hervorheben, denn die Nahrung kann die beste Medizin oder die Hauptursache von Krankheiten sein.

Drittes Kapitel

Gewinnung der ätherischen Öle

Ätherische Öle in der Pflanze

Ätherische Öle sind mehr oder weniger flüssig, abgesehen von einigen, die sich bei Zimmertemperatur verfestigen. Von den fettigen Ölen unterscheiden sie sich durch ihre hohe Flüchtigkeit. Wenn man einen Tropfen ätherisches Öl auf ein Stück Stoff oder Papier tut, verschwindet deshalb der Fleck nach einer Weile (zwischen ein paar Minuten und einigen Tagen). Die Öle sind oft farbig und im allgemeinen leichter als Wasser. Sie lösen sich nicht in Wasser, sind jedoch leicht in Essig oder Alkohol lösbar und lassen sich sehr gut mit Pflanzenölen, Fetten und Wachsen mischen. Ätherische Öle sind in vielen Pflanzen enthalten, besonders reichlich in Lippenblütlern, Myrtengewächsen, Nadelhölzern, Rauten-, Lorbeer- und Doldengewächsen. Sie sitzen als kleine Tropfen zwischen den Zellen und wirken als Hormone, Regulatoren und Katalysatoren. Anscheinend helfen sie der Pflanze, sich ihrer Umgebung anzupassen, und steigern ihre Widerstandskraft.

In Gegenden mit extremen Klimabedingungen, zum Beispiel in der nordafrikanischen Wüste, schützen sich bestimmte Pflanzen mit ätherischen Ölen vor der Sonne. Myrrhe- und Olibanumsträucher sind von einem sehr feinen Dunst ätherischer Öle umgeben, der die Sonnenstrahlen filtert und für frische Luft sorgt. *Dictamus fraxinella*, eine der gleichen Familie angehörende Pflanze, die im Sinaigebiet wächst, ist mit Drüsen ausgestattet, die ein harziges Öl absondern. Zündet man den Dunst, der den Strauch ständig umgibt, an, so brennt er lichterloh. (Roy Genders ist der Meinung, hierauf könnte das Phänomen des brennenden Buschs beruhen, den Moses in der Wüste sah.) Ätherische Öle schützen die Pflanze vor Krankheiten und Parasiten. Sie locken zum Zweck der Bestäubung Insekten an. Manchmal vertilgen sie sogar Unkraut, indem sie dafür sorgen, daß auf dem die Pflanze umgebenden Boden bestimmte andere Pflanzen nicht wachsen können. Landwirte, die biologischen Anbau betreiben, nutzen dieses Phänomen: Gewisse Pflanzen regen das Wachstum bei einigen Pflanzen an und behindern es bei anderen.

Die chemische Zusammensetzung der ätherischen Öle ist sehr komplex. Sie verändert sich während eines Tages und im Lauf des Jahres und hängt davon ab, welcher Teil der Pflanze destilliert wird (die Wurzeln, das Holz, die Rinde, die Blätter, der Stengel, die Blüte oder die Samen). Entscheidend sind auch der Boden und das Klima. Die Öle bestehen hauptsächlich aus Terpenen, Sesquiterpenen, Estern, Alkoholen, Phenolen, Aldehyden, Ketonen und organischen Säuren. Sie enthalten Vitamine, Hormone, Antibiotika und/oder Antiseptika. Der Ertrag liegt zwischen 0,005 Prozent und zehn Prozent des Pflanzengewichts. Um ein Pfund ätherisches Öl zu gewinnen, benötigt man 50 Pfund Eukalyptus oder Lavandin, 150 Pfund Lavendel, 500 Pfund Salbei, Thymian oder Rosmarin und 2000 bis 3000 Pfund Rosenblätter!

Traditionelle Gewinnungsmethoden

Enfleurage

Die älteste Methode zur Gewinnung ätherischer Öle dürfte die Extraktion durch Fette sein. Die kalte Extraktion besteht darin, die Pflanzen in einen Glasbehälter mit Pflanzenöl zu legen und sie eine Woche oder zwei Wochen lang der Sonne auszusetzen. Dann werden die Pflanzen abgeseiht und dem duftenden Öl Kräuter hinzugefügt. Schafhirten und Bauern in der Provence stellen das sogenannte »rote Öl« her, indem sie Johanniskraut zwei Wochen lang in Olivenöl legen. Dieses Öl hat erstaunliche Heilwirkungen, vor allem bei Verbrennungen.

Bei der Enfleurage, einer anderen Extraktionsmethode, wird eine Schicht frischer Blüten auf ein ölgetränktes Tuch oder eine dünne Schicht Schweinefett gelegt. Die Blüten werden jeden Tag durch frische ersetzt, bis die richtige Konzentration erreicht ist.

Obwohl diese Methode keine Trennung der ätherischen Öle ermöglicht, eignen sich die auf diese Weise hergestellten Auszüge gut für die Herstellung von Cremes, Salben, Einreibemitteln, Massage- oder Badeölen.

Kaltpressung

Einige ätherische Öle können durch Kaltpressung gewonnen werden; vor allem bei Zitrusfrüchten wird diese Methode angewendet. (Wenn man eine Zitronen- oder Orangenschale vor einer Kerzenflamme zusammendrückt, kann man sehen, wie das Öl austritt und in der Flamme verbrennt.)

Destillation

Die gebräuchlichste Methode zur Gewinnung ätherischer Öle ist heute noch die Destillation. Die Historiker sind sich über ihre Entstehung nicht einig, doch die meisten glauben, daß Avicenna, der berühmte arabische Philosoph, Arzt und Alchimist, der um die Jahrtausendwende lebte, an ihrer Entwicklung großen Anteil hatte. Zosimos, ein berühmter ägyptischer Chemiker, der im vierten Jahrhundert nach Christus lebte, beschreibt jedoch zahlreiche Zeichnungen von Destillationsgeräten, welche die Wand eines Tempels in Memphis schmückten. Tatsächlich ist es sehr wahrscheinlich, daß die Ägypter Destillationsmethoden kannten.

Bereits im ersten Jahrhundert vor Christus stellte Dioskurides Vermutungen darüber an, wie die Destillationskunst entstanden sei. Er berichtete, daß mündlichen Überlieferungen zufolge ein Arzt Birnen zwischen zwei Schüsseln briet. Als er die obere Schüssel abnahm, bemerkte er, daß die sie bedeckende Kondensflüssigkeit einen starken Birnengeruch und -geschmack hatte. Dies veranlaßte ihn, komplizierte Geräte zur Gewinnung der »Quintessenzen« von Heilpflanzen zu bauen.

Ein Destillationsapparat besteht aus einem großen zylindrischen Bottich, in den die Pflanzen eingefüllt werden. Am Boden des Bottichs erzeugter Wasserdampf durchdringt die Pflanzen, so daß die Öle verdunsten. Der Bottich ist mit einem speziellen Deckel (*col de cygne* oder Schwanenhals) verschlossen. Der Dampf sammelt sich darunter und wird zu einer meist mit Wasser gekühlten Spirale geleitet, an der er kondensiert. Durch Umfüllung in eine »Florentiner Flasche« werden das kondensierte Wasser und das Öl voneinander getrennt (Abbildung 2).

Bis zur Jahrhundertwende besaßen viele Bauern in Südostfrankreich solche Geräte. Sie waren relativ klein (der Haupttank faßte weniger als vierhundert Liter) und wurden häufig im Sommer zur Gewinnung ätheri-

scher Öle (vor allem aus wildem Lavendel) und im Winter zur Destillation von Weinbrand benutzt. Heute ist der wilde Lavendel fast ausgestorben, und niemand pflückt ihn mehr (ich habe vor ein paar Jahren noch einen Korb voll gekauft), doch in der Provence gibt es immer noch viele Destillateure – in manchen Gegenden mindestens einen in jedem Dorf. Die Bottiche sind viel größer (manche besitzen bis zu sechs Bottiche, die über fünftausend Liter fassen), und das Wasser wird in einem separaten Kessel erhitzt. Es wird hauptsächlich Lavandin destilliert, eine Lavendel-Hybride, die einen höheren Ertrag eines ätherischen Öls von geringerer Qualität liefert. Auch echter Lavendel, Ysop, Muskatellersalbei und gelegentlich Estragon und Zypresse werden destilliert.

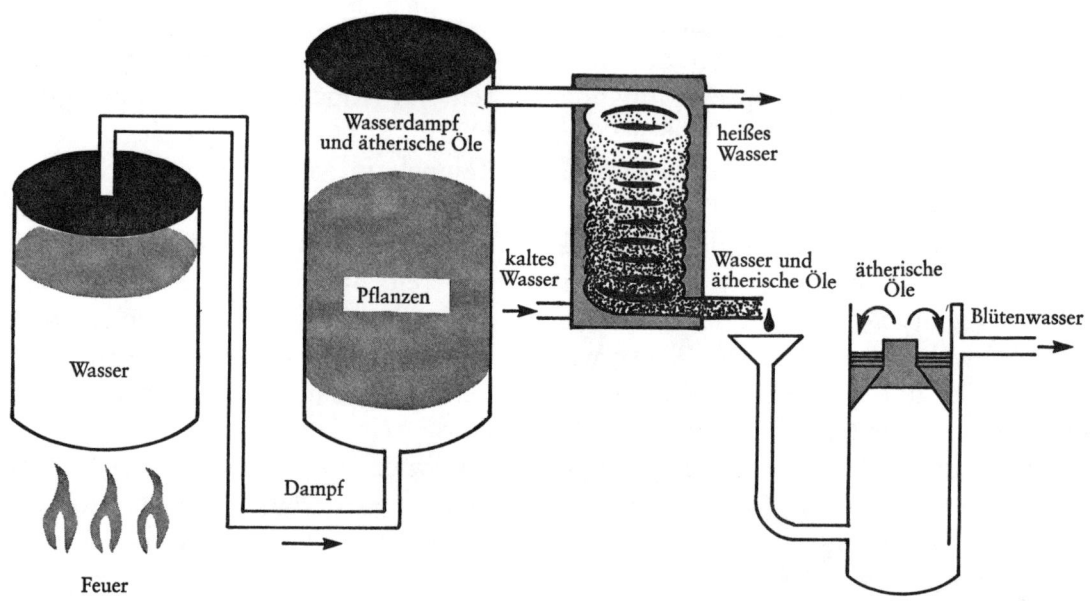

Abb. 2: Die Dampfdestillation

Gewinnung durch Lösungsmittel

Diese relativ moderne Methode wird in der ganzen Welt benützt, um einen höheren Ertrag zu erreichen oder um Produkte zu gewinnen, die mit anderen Methoden nicht zu erzeugen sind. Die Pflanzen werden mit einem geeigneten Lösungsmittel (Azeton oder Petroleumderivate) übergossen, und die Trennung erfolgt durch Destillation bei bestimmten Temperaturen, wodurch das Öl kondensiert, doch nicht das Lösungsmittel. Leider enthalten solche Öle immer Spuren des Lösungsmittels und eignen sich deshalb nicht für die Aromatherapie.

Zur Herstellung von *concretes* werden die Pflanzen meist mit Hexan getränkt. Dann wird die Mischung durch doppelte Destillation konzentriert, und das Endprodukt hat, da es Reste des Lösungsmittels und Pflanzenwachse enthält, eine cremige Beschaffenheit.

Die *absolutes* werden durch Lösung der *concretes* in Alkohol, doppelte Filtrierung und doppelte Konzentration gewonnen, wodurch die meisten Wachse und Lösungsmittelreste entfernt werden.

Diese Methode wird häufig bei Rosen, Neroli (Orangenblüte), Kassien und Tuberosen benützt. Es ist die einzige Möglichkeit, die Öle aus Jasmin, Geißblatt, Nelke und anderen Pflanzen zu extrahieren.

Concretes und *absolutes* werden zur Herstellung von Kosmetika und Parfüms verwendet; zur Aromatherapie sollten sie nicht benutzt werden.

Extraktion durch hyperkritisches Kohlendioxid

Ein neues Verfahren, das bei Parfümherstellern und Aromatherapeuten große Hoffnungen erweckt hat, ist die Gewinnung durch den Einsatz von hyperkritischem Kohlendioxid. Was bedeutet »hyperkritisch«?

Jeder Stoff existiert unter den durch Druck und Temperatur bestimmten äußeren Bedingungen in drei Zustandsformen: gasförmig, flüssig und fest. Außerdem gibt es Stoffe, die sich im hyperkritischen Zustand befinden, das heißt, sie sind weder flüssig noch gasförmig, sondern beides zugleich. Sie verteilen sich ebenso leicht wie ein Gas (das heißt fast augenblicklich) und haben zersetzende Eigenschaften.

Bei einer bestimmten Temperatur gehen die meisten Stoffe, die sich bei niedrigem Druck in gasförmigem Zustand befinden, in den flüssigen Zustand über, wenn sich der Druck erhöht. Einige Stoffe verflüssigen sich jedoch nie, wenn ihre Temperatur über ihrer hyperkritischen Temperatur gehalten wird. Statt dessen gehen sie in den hyperkritischen Zustand über, wenn der Druck sich über den hyperkritischen Druck erhöht.

Kohlendioxid (ein Gas, das in der Luft, die wir atmen, enthalten ist) kann in den hyperkritischen Zustand übergehen. Seine hyperkritische Temperatur beträgt 33 Grad Celsius und liegt damit nur wenig über Zimmertemperatur. Hyperkritisches Kohlendioxid wird dann zu einem ausgezeichneten Lösungsmittel für Duftstoffe. Der Vorteil liegt darin, daß der Prozeß bei ziemlich niedriger Temperatur stattfindet und daß die Duftstoffe deshalb nicht durch Hitze zerstört werden. Innerhalb weniger Minuten findet eine vollständige Extraktion statt, und da das Lösungsmittel äußerst reaktionsträge ist, kommt es zu keinen chemischen Reaktionen zwischen diesem und den Duftstoffen. Die Dampfdestillation hingegen dauert zwischen einer und achtundvierzig Stunden; bei ihr bleiben immer einige Reste von ätherischen Ölen zurück, und viele Stoffe werden bei dem Prozeß hydrolisiert oder oxydieren.

Im Gegensatz zur normalen Lösungsmittelextraktion kann das Lösungsmittel leicht und vollständig entfernt werden, indem der Druck vermindert wird. Der gesamte Prozeß findet in einer geschlossenen Kammer statt, so daß auch die flüchtigsten und subtilsten Teilchen des Duftstoffes gesammelt werden können. Im Endprodukt sind deshalb so gut wie alle aromatischen Bestandteile der Pflanze enthalten.

Die Gewinnung mittels hyperkritischem Kohlendioxid scheint also die ideale Methode zur Herstellung von Substanzen für die Aromatherapie zu sein. Der Nachteil besteht darin, daß der für Kohlendioxid hyperkritische Druck zweihundert Atmosphären beträgt (das ist das Zweihundertfache des normalen atmosphärischen Drucks!), was sehr umfangreiche und teure Destillationsapparate aus rostfreiem Stahl erfordert.

Soviel ich weiß, befindet sich diese Methode noch im Experimentierstadium. Versuchseinrichtungen stehen in einigen High-Tech-Laboratorien in Frankreich, Deutschland, den Vereinigten Staaten und Japan. (Die französische habe ich im Jahr 1987 besichtigt; ihre Kapazität beträgt weniger als sieben Liter, während eine normale Dampfdestillationsanlage eine Kapazität von bis zu siebentausend Litern besitzt.) Bis jetzt sind nur sehr kleine Mengen hyperkritischer Extrakte hergestellt worden, doch scheint die Aufnahme einer kommerziell lohnenden Produktion in nicht allzuweiter Ferne zu liegen. Zur Zeit ist die Herstellung solcher Produkte noch zu kostspielig.

Verfälschungen und Qualitätsprobleme

Die meisten auf dem Markt erhältlichen ätherischen Öle sind aus zwei Hauptgründen von sehr schlechter Qualität. Erstens kann die chemische Zusammensetzung der ätherischen Öle einer bestimmten Pflanze sehr unterschiedlich sein, da sie von der Sorte, der Zeit der Ernte, der Bodenbeschaffenheit und den Kultivations- und Destillationsmethoden abhängt. Bei Thymianöl kann zum Beispiel der Thymol- oder der Carvacrolgehalt bis zu neunzig oder einhundert Prozent betragen, und einige Arten enthalten Citral oder Geraniol. Außerdem sind in verschiedenen Essenzen viele Grundkomponenten wie Linalol, Cineol, Borneol, Citral und Nerolidol enthalten. Wenn die Hauptbestandteile eines bestimmten ätherischen Öls bekannt sind, ist es möglich, es aus billigeren Essenzen oder deren Komponenten zu rekonstruieren. Rose wird zum Beispiel oft mit Geranie, Zitronellgras, Geraniumgras, Terpenalkohol oder Stearin imitiert.

Der zweite Grund ist, daß infolge neuer Fortschritte in der Chemie der Markt mit synthetisch hergestellten ätherischen Ölen geradezu überschwemmt wird. Diese synthetischen Nachbildungen werden hauptsächlich bei der Herstellung von Kosmetika und Lebensmitteln verwendet, doch auch von Parfüms und pharmazeutischen Präparaten. Die Chemikalien in den Ölen üben eine ständige Wechselwirkung aufeinander aus, die von der Zusammensetzung dieser Substanzen abhängt. Da die Wirkung ätherischer Öle auch auf den in ihnen stattfindenden Prozessen beruht, können weder natürliche noch synthetische Nachbildungen die echten Öle jemals ersetzen. Deshalb sollten sowohl für die Aromatherapie als auch für die Herstellung von Parfüms und Kosmetika nur ätherische Öle bester Qualität verwendet werden.

Durch Kaltpressung gewonnene Öle gleichen den in der Pflanze enthaltenen Produkten am meisten, doch können nur wenige Öle auf diese Weise hergestellt werden. Die nächstbeste Qualität ist durch Dampfdestillation zu erzielen. Ich beschäftige mich mit der Konstruktion eines Destillierapparats, der die neuen technischen Fortschritte in sich vereinigt. Er wird eine wesentliche Verbesserung der traditionellen Destilliergeräte darstellen und, wie ich hoffe, die Herstellung ätherischer Öle von noch besserer Qualität ermöglichen.

Durch Lösungsmittel extrahierte Öle sollten nicht innerlich eingenommen werden.

Wilde Pflanzen, die in von der Umweltverschmutzung nicht betroffenen Gegenden wachsen, oder organisch angebaute Pflanzen liefern die qualitativ besten Öle. Konventionell angebaute Produkte sind nicht empfeh-lenswert, da zahlreiche Pestizide in den Ölen löslich sind und darin in konzentrierter Form enthalten sein können.

Blütenwasser, Destillate, Hydrolate

Blütenwasser, Hydrolate oder Destillate werden gewonnen, indem man Dampf durch die Pflanzen leitet und diesen kondensiert. Sie entstehen häufig bei der Destillation als Nebenprodukt und werden in diesem Fall nach der Gewinnung der Öle der Florentiner Flasche entnommen. Die besten Blütenwasser erhält man durch Kohobation, einen Prozeß der wiederholten Destillation. Die zur Destillation benutzte Wassermenge ist proportional zur Pflanzenmenge; der Überschuß aus der Florentiner Flasche wird in den Boiler zurückgeführt und durch das Pflanzenmaterial geleitet, bis er gesättigt ist.

Hydrolate enthalten die wasserlöslichen, wirksamen Grundbestandteile der Pflanze und eine kleine Menge ätherischer Öle (etwa 0,2 Gramm pro Liter), die sich in ionisierter Form verteilt, so daß die Möglichkeit, daß das Produkt Hautreizungen hervorruft, gering ist. Hydrolate wurden traditionell zur Hautpflege, zur Desinfektion von Wunden und für Heilzwecke verwendet. Da sie milder und leichter als ätherische Öle sind, können sie in der Hautpflege und Kosmetik vielseitig verwendet werden. Die bekanntesten sind Rosenblütenwasser, Orangenblütenwasser und Kamillwasser.

Do it yourself

Alles, was Sie als Amateur zur Destillation brauchen, ist ein Druckkochtopf. Legen Sie die Pflanzen über Wasser auf ein Sieb. Ersetzen Sie das Ventil durch einen Plastikschlauch (etwa einen halben bis eineinhalb Meter lang), bringen Sie das Wasser zum Kochen, lassen Sie kaltes Wasser über den Schlauch fließen und sammeln Sie das Blütenwasser und die Öle in einem geeigneten Behälter. Die Öle können Sie abschöpfen und in Glasflaschen füllen. Die Menge des gewonnenen Öls ist natürlich nicht groß, doch seine Qualität ausgezeichnet, und Sie werden auch genügend Blütenwasser erhalten, um Kosmetika, Cremes und Shampoos herstellen zu können.

Ich muß Sie jedoch warnen: Destillieren ist eine unheilbare Sucht! Wenn Sie anfällig dafür sind, können Sie für Ihr restliches Leben destillationsabhängig werden!

Aufbewahrung von Essenzen

Ätherische Öle sind kostbare Produkte und können sehr teuer sein. (Wenn Sie selbst welche herstellen, werden Sie verstehen, warum.) Sie sollten in fest verschlossenen, dunklen Glasflaschen aufbewahrt werden, denn wenn sie Licht oder Luft ausgesetzt sind, können sie verderben. Auch vor Temperaturschwankungen und längerer Hitzeeinwirkung müssen sie geschützt werden.

Unter normalen Bedingungen können ätherische Öle nach ihrer Gewinnung drei Jahre lang frisch bleiben.

Viertes Kapitel

Die Chemie der ätherischen Öle

Die Atome

Atome bestehen aus Elektronen mit einer negativen elektrischen Ladung, die um einen Kern kreisen. Der Kern enthält Protonen mit einer positiven elektrischen Ladung und Neutronen ohne elektrische Ladung. Jedes Atom enthält die gleiche Anzahl Elektronen und Protonen, wodurch die elektrische Gesamtladung Null beträgt. Die Elektronen sind in sogenannten Schalen um den Kern angeordnet. Jede Schale enthält eine bestimmte Höchstzahl von Elektronen. So kann die erste Schale nicht mehr als zwei Elektronen enthalten, die zweite Schale höchstens acht Elektronen und so weiter. Die Elektronen sind derart um den Kern angeordnet, daß sie zuerst die innersten Schalen auffüllen. Deshalb ist die äußerste Schale der meisten Atome leer.

Wasserstoff ist das im Universum am häufigsten vorkommende Atom und hat die einfachste mögliche Struktur. Ein einzelnes Elektron kreist um ein Proton, und der Raum seiner einzigen Schale ist leer. Kohlenstoff, ein anderes sehr häufig vorkommendes Atom, besteht aus einem Kern mit sechs Protonen und sechs Neutronen, den sechs Elektronen umkreisen – zwei in der ersten Schale und vier in der zweiten Schale – und vier leeren Räumen. Sauerstoff hat acht Neutro-

nen, acht Protonen und acht Elektronen – zwei in der ersten und sechs in der zweiten Schale – und zwei leere Räume. Atome sind gezwungen, alle ihre elektronischen Schalen aufzufüllen, und ihr Drang, die äußerste Schale aufzufüllen, ist überaus stark.

Im allgemeinen verbinden sie sich mit gleichartigen Atomen. Wenn sich Wasserstoffatome verbinden, teilen sie sich ihre zwei Elektronen. Bei Kohlenstoff liegen die Dinge etwas anders. Kohlenstoffatome fügen sich zu dreidimensionalen Mustern zusammen, wobei jedes sich mit anderen Kohlenstoffatomen verbindet und ein Elektron in jede Verbindung einbringt. So können sich viele Milliarden von Kohlenstoffatomen zu riesigen Mustern verbinden.

Die meisten Atome tun sich jedoch mit andersartigen Atomen zu einer sogenannten Verbindung zusammen. Bei Atomverbindungen werden die Elektronen der äußersten Schale geteilt, um diese Schale aufzufüllen. Wenn zwei Atome in einer Molekülverbindung ein Elektron teilen, entsteht eine Einfachverbindung. Atome können auch zwei Elektronen in einer Zweifachbindung oder drei Atome in einer Dreifachbindung teilen.

Wasserstoff kann nur eine Einfachbindung erzeugen; Sauerstoff kann Einfachbindungen eingehen (zum Beispiel bei Wasser, wo es sich mit zwei Wasserstoffatomen zusammenfügt) oder auch Zweifachbindungen (wie bei Kohlendioxid, wo sich zwei Sauerstoffatome zwei Elektronen mit einem Kohlenstoffatom teilen). Kohlenstoff kann auch Dreifachbindungen eingehen, im allgemeinen mit anderen Kohlenstoffatomen.

Dieser Vorgang kann schreckliche Formen annehmen, denn nach menschlichen Maßstäben können sich Atome recht abscheulich verhalten! Wenn es darum geht, ihre äußerste Schale aufzufüllen, scheuen sie vor nichts zurück. Sie reißen Moleküle auseinander, um Atome zu stehlen. Das nennt man Atomreaktion, und solche Atomreaktionen können ziemlich vehement sein. Wenn man zum Beispiel Sauerstoffatome mit Methanolmolekülen zusammenbringt (die aus vier Wasserstoff- und einem Kohlenstoffatom bestehen), dann sind die Sauerstoffatome so begierig darauf, sich mit diesen zu verbinden, daß jeder Funke eine Explosion auslöst. Die Sauerstoffatome spalten das Methan; einige verbinden sich mit den Wasserstoffatomen zu Wasser und andere mit dem Kohlenstoffatomen zu Kohlendioxid – ein Prozeß von kurzer Dauer, aber großer Intensität, der dazu führen kann, daß aus einer undichten Leitung austretendes Gas ein zehnstöckiges Gebäude in die Luft jagt.

Als das Universum noch jung und unbändig war, schienen solche atomaren Massaker von weit größerem Ausmaß etwas ganz Alltägliches gewesen zu sein. Im Lauf der Zeit verbanden sich die Atome zu stabileren Molekülen mit zivilisierteren Umgangsformen. Die Moleküle wurden immer größer, bis das Leben auf unserem Planeten entstand und aus dem Krieg ein harmonischer Tanz wurde.

Gelenkt von den Lebenskräften, tauschen die Moleküle Atome und Atomgruppen aus.

Hauptakteur im molekularen Tanz des Lebens ist der Kohlenstoff. Seine eklatante Promiskuität und seine Fähigkeit, sich mit seinesgleichen zu verbinden, ermöglichen es ihm, Ketten von Kohlenstoffatomen zu bilden. In solchen Ketten ist jedes Kohlenstoffatom (an beiden Enden der Kette) mit einem anderen Kohlenstoffatom oder (innerhalb der Kette) mit zwei Kohlenstoffatomen verbunden. Im allgemeinen erzeugen Kohlenstoffatome Einfachbindungen. Dies ermöglicht zwei oder drei zusätzliche Bindungen mit Wasserstoff- oder Sauerstoffatomen (den zwei Hauptpartnern des Kohlenstoffs beim Lebenswalzer) oder anderen Radikalen. Auf diese Weise konnten kompliziertere Moleküle wie die DNA, der Träger der genetischen Information, entstehen.

Die kleineren Moleküle sind sehr flüchtig – das heißt, sie verdunsten leicht. Je größer das Molekül, um so geringer ist seine Fähigkeit zu verdunsten, und um so höher ist sein Siedepunkt. Da die Moleküle oder ätherischen Öle sehr klein sind, sind sie flüchtig. Die meisten besitzen zehn oder fünfzehn Kohlenstoffatome.

Die Chemie der Bestandteile ätherischer Öle
(In Zusammenarbeit mit Kurt Schnaubelt, Ph. D.)

Die meisten Moleküle der ätherischen Öle bestehen aus Kohlenstoff und Wasserstoff oder aus Kohlenstoff, Wasserstoff und Sauerstoff. Die Chemie der ätherischen Öle ist durch zwei Faktoren bestimmt, einen künstlichen (den Prozeß der Dampfdestillation) und einen der Pflanze innewohnenden (die Biosynthese der molekularen Bestandteile).

Durch die Dampfdestillation, einen hauptsächlich physikalischen Prozeß, werden der Pflanze nur wasserlösliche und flüchtige Stoffe entzogen, vor allem Terpene, Terpenoide und Phenylpropan-Derivate. Die Pflanze hat noch andere (oft wertvolle) Bestandteile, die nicht in die ätherischen Öle gelangen, darunter alle wasserlöslichen Moleküle wie Säuren oder Zucker, oder solche, die eine zu große Polarität haben, um mit Dampf zu verdunsten, wie Tannine, Flavanoide, Karotenoide oder Polysaccharide.

Die Hauptbestandteile der ätherischen Öle lassen sich in drei Kategorien einteilen:

1. Terpene und Terpenoide
2. Sesquiterpene und Sesquiterpenoide
3. Phenylpropan-Derivate.

1. und 2. haben die gleiche Biosynthese.

Terpene und Sesquiterpene

Terpene und Sesquiterpene sind aus Kohlenstoff und Wasserstoff bestehende Moleküle (Hydrokarbone). Infolge der Fähigkeit des Kohlenstoffatoms, chemische Verbindungen mit anderen Kohlenstoffatomen einzugehen, bilden sie die chemischen Grundstrukturen.

Die sich miteinander verbindenden Kohlenstoffatome bestimmen weitgehend die allgemeine Form und Größe des Moleküls – sie bilden das »Kohlenstoffrückgrat« des Moleküls. Ist das einzige andere vorkommende

Element Wasserstoff, so werden die Moleküle als »unsubstituiert« bezeichnet und Terpene und Sesquiterpene genannt.

Die chemische Struktur der Terpenmoleküle kann als eine Ansammlung von Isoprenmolekülen angesehen werden. Isoprene bestehen aus einer Kette von fünf Kohlenstoffatomen. (Die Darstellung von Terpenmolekülen als Ansammlung von Isoprenmolekülen ist ein nützliches Modell, doch tatsächlich sieht die Biosynthese anders aus.) Die kleinsten so zusammengesetzten Moleküle sind die Monoterpene mit zehn Kohlenstoffatomen. Sie sind die Hauptbestandteile vieler ätherischer Öle.

Auch Sesquiterpene, Moleküle mit fünfzehn Kohlenstoffatomen, sind häufig in ätherischen Ölen enthalten, da sie noch flüchtig genug sind, um sie mit Dampf zu destillieren. Diterpene (Moleküle mit zwanzig Kohlenstoffatomen) kommen viel seltener in ätherischen Ölen vor. Terpenmoleküle mit dreißig und vierzig Kohlenstoffatomen sind ebenfalls in Pflanzen enthalten, doch nicht in den ätherischen Ölen. Ihr Molekulargewicht ist so hoch, daß sie mit Dampf nicht verdunsten. Zu dieser letzten Gruppe gehören lebenswichtige Steroide und Hormone. Monoterpene haben zehn Kohlenstoffatome, Sesquiterpene fünfzehn und Diterpene zwanzig.

Funktionelle Gruppen in
Bestandteilen ätherischer Öle

Unsubstituierte Hydrokarbone können durch eine funktionelle Gruppe verändert werden; das heißt, ein oder zwei Wasserstoffatome werden im Molekül durch die funktionelle Gruppe ersetzt. Die funktionellen Gruppen sind durch die verschiedenen Arten bestimmt, auf die Wasserstoff an Kohlenstoff gebunden werden kann.

Moleküle, die aus einer Terpenstruktur und einer funktionellen Gruppe bestehen, werden Terpenoide (oder Sesquiterpenoide) genannt. Genaugenommen würde der Begriff »Terpene« (oder Sesquiterpene) auf die Hydrokarbone und der Begriff »Terpenoide« auf die substituierten Terpene zutreffen. In der Fachliteratur wird der Begriff »Terpene« häufig für die ganze Gruppe von Molekülen mit der gleichen Grundstruktur, einschließlich der Hydrokarbone und der substituierten Moleküle, verwendet.

Die Eigenschaften der Bestandteile ätherischer Öle sind durch ihre Grundstruktur (Mono-, Sesqui- und Diterpene) und durch ihre funktionelle Gruppe bestimmt.

Ketone (Abbildung 3a)
Wichtige Ketone sind Thujone, Pulegone, Pinocamphone und Carvone. Sauerstoff kann mit Kohlenstoff eine Doppelbindung eingehen. Die dabei entstehende Gruppe nennt man Karboxylgruppe; ist der Sauerstoff mit einem Kohlenstoffatom verbunden, das Teil einer Karbonkette ist, so nennt man das dadurch entstehende Molekül Keton.

Die Haupteigenschaften einer großen Zahl ätherischer Öle, wie zum Beispiel Ysop und Salbei, sind durch monoterpenoide Ketone bestimmt. Andere Öle mit einem hohen Ketongehalt sind Thuja und Flohminze. Sie werden in der Aromatherapie vor allem wegen ihrer schleimlösenden und zytophylaktischen Wirkung verwendet, also zur Behandlung von Erkrankungen der oberen Atemwege und zur Hautpflege. Viele Ketone sind neurotoxisch, wenn sie innerlich eingenommen werden und zum Teil gefährlich (Pulegon in Flohminze, Thujon in Beifuß, Salbei und Thuja).

Aldehyde (Abbildung 3b)
Wichtige Aldehyde sind Citral, Citronellal, Neral und Geranial. Wie die Ketone haben die Aldehyde eine Kohlenstoffgruppe, doch im Unterschied zu den Ketonen ist ihr Sauerstoff an Kohlenstoff fixiert, der mit Wasserstoff verbunden ist, so daß sie sich nicht innerhalb einer Kohlenstoffkette befinden.

Monoterpenoide Aldehyde sind die chemischen Hauptbestandteile der ätherischen Öle von Melisse *(Melissa officinalis)*, Lemongras, Verbena *(Lippia citriodira)* und *Eucalyptus citriodora*. Untersuchungen haben gezeigt, daß die in diesen Ölen enthaltenen Aldehyde beruhigend wirken. Citral hat auch starke antiseptische Eigenschaften.

Ester (Abbildung 3c)
Wichtige Ester sind Linalylazetat, Geranylazetat, Bornylazetat und Methylsalizylat. Estergruppen enthalten eine Doppelbindung zwischen Kohlenstoff und Sauerstoff (Karboxylgruppe). Ein zweites Sauerstoffmolekül ist mit der Karboxylgruppe verbunden, wodurch diese zu einer Estergruppe wird. Ester, das Reaktionsprodukt eines Alkohols und einer Säure, haben pilztötende und sedierende Eigenschaften. Sie haben eine unmittelbare beruhigende Wirkung auf das zentrale Nervensystem und sind stark krampflösende Mittel.

C: Kohlenstoff   H: Wasserstoff   O: Sauerstoff

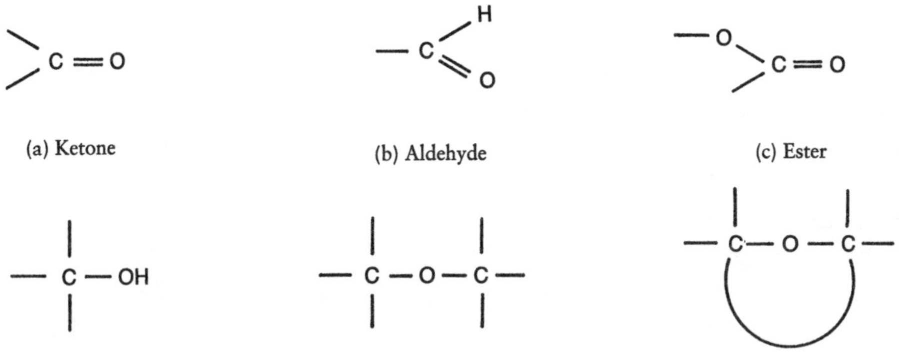

(a) Ketone   (b) Aldehyde   (c) Ester

(d) Alkohole und Phenole   (e) Äther   (f) Oxide

Abb. 3:   Funktionelle Gruppen in Bestandteilen ätherischer Öle

Die römische Kamille enthält eine Reihe von Estern, die sich in anderen ätherischen Ölen meist nicht finden. Ihr Öl hat die stärkste krampflösende Wirkung.

Ester haben oft einen sehr fruchtigen Geruch. Häufig werden sie zur Aromatisierung von Lebensmitteln und bei der Herstellung von Geschmacksverbesserern verwendet. Linalylazetat, zum Beispiel, ist in großen Mengen in Lavendel und Bergamotte enthalten. Es ist das Reaktionsprodukt von Linalol und Essigsäure. Ein anderes Öl mit starken Estereigenschaften ist Muskatellersalbei; sie zeigen sich vor allem, wenn es zur Massage benutzt wird.

Ester finden sich in ätherischen Ölen in größerer Zahl als Substanzen anderer Gruppen. Es gibt nicht viele ätherische Öle, deren Hauptbestandteile Ester sind, doch schon geringe Mengen von Estern bestimmen die Duftnote eines ätherischen Öls.

Terpenalkohole (Abbildung 3d)
Wichtige Alkohole sind Linalol, Borneol, Citronellol, Geraniol, Santalol, Estragol und Nerol. Sauerstoff ist oft an ein Terpenmolekül gebunden, wobei ein Wasserstoffatom den zweiten Bindungsarm des Sauerstoffatomes besetzt. Die Hydroxylgruppe (-O-H) besteht aus einem Wassermolekül (H-O-H), dessen zweites Wasserstoffatom durch eine Kohlenwasserstoffgruppe ersetzt ist. Die Hydroxylgruppe ist sehr stark reaktiv.

Moleküle mit einer Hydroxylgruppe werden Alkohole genannt. Diese sind typischerweise sehr flüssig.

Wird eine Alkoholgruppe in ein Terpenmolekül eingeführt, dann wird die daraus entstehende Mischung Terpenalkohol genannt. Terpenalkohole gehören zu den nützlichsten in der Aromatherapie verwendeten Substanzen. Die in ätherischen Ölen enthaltenen Terpenalkohole unterscheiden sich hinsichtlich ihrer Eigenschaften und ihres Geruchs stark voneinander, haben aber auch verschiedene gemeinsame Eigenschaften. Terpenalkohole sind im allgemeinen antiseptisch, und man schreibt ihnen belebende Wirkungen zu. Das in Lavendel, Rosenholz, Bitterorangenblätter, Orangenblüte (Neroli) und Koriander enthaltene Linalol ist ein wichtiger Terpenalkohol. Citronellol, das antivirale Eigenschaften besitzt, ist ein Hauptbestandteil von Rosen- und Geranienöl, und Geraniol findet sich in Geraniumgrasöl. Alpha-Terpineol ist ein charakteristischer Bestandteil von *Eucalyptus radiata* und Niaouli *(Melaleuca viridiflora)*. Terpineol-4 ist eine Hauptkomponente von Tea Tree und Gartenmajoran. Andere Öle dieser Gruppe sind in *Ravensare aromatica* und Cajeput enthalten. Allen diesen Ölen ist gemeinsam, daß sie antiseptisch wirken, einen angenehmen, stimmungshebenden Geruch und eine sehr geringe Toxizität besitzen. Untersuchungen haben ergeben, daß Wacholderöle mit einem hohen Terpineol-4-Gehalt und einem entsprechend niedrigen Gehalt an Pinenen (Terpen-Hydrokarbonen) unter den verschiedenen Arten von Wacholderöl die zuverlässigsten harntreibenden Mittel sind.

Cineol (Abbildung 3f)

Wenn sich ein Sauerstoffatom mit zwei Kohlenstoffatomen verbindet und zugleich Teil eines Ringes ist, so wird diese Verbindung Oxid genannt.

Cineol (Eukalyptol) stellt gewissermaßen eine eigene Kategorie dar. Ihm verdanken die verschiedenen Eukalyptusöle ihre stark schleimlösende Wirkung. Es ist auch ein

mehr oder weniger erwünschter Bestandteil fast aller anderen ätherischen Öle.

Linaloloxid ist eine wichtige Komponente des Öls der rankenden Variante von *Hyssopus officinalis* (Ysop). Dieses Öl hat einen niedrigen Ketongehalt und eine geringere Toxizität als das Öl von *Hyssopus officinalis*.

Phenole

In Abbildung 4 sind Thymol, Carvacrol und Eugenol dargestellt. Ist eine Alkoholhydroxylgruppe an einen Benzolring fixiert, so wird diese Verbindung Phenol genannt. Phenole sind stark elektropositiv und deshalb chemisch sehr aktiv. Phenole wie Thymol oder Carvacrol haben von allen in der Aromatherapie verwendeten Monoterpenoiden die stärksten antibakteriellen Eigenschaften.

Die Aromatherapie nützt weitgehend ihre stimulierenden Wirkungen, doch können diese Öle starke Reizungen hervorrufen und sollten deshalb nur in niedrigen Konzentrationen verwendet werden.

Phenylpropan-Derivate

In Abbildung 4 sind Eugenol, Zimtaldehyd, Anethol, Methylchavicol, Safrol, Myristicin und Apiol dargestellt (siehe auch Tafel 1, Seite 42). Das gemeinsame Charakteristikum dieser Bestandteile ätherischer Öle ist, daß sie alle von der Phenylpropan-Struktur abstammen. Diese Struktur besteht aus einem »aromatischen« Phenylringsystem mit einer Propanseitenkette, die drei Karbone enthält. Diese neun Kohlenstoffatome enthaltende Grundstruktur kann durch Verbindungen mit verschiedenen Gruppen verändert werden. Eine Zweifachbindung in der Seiten-

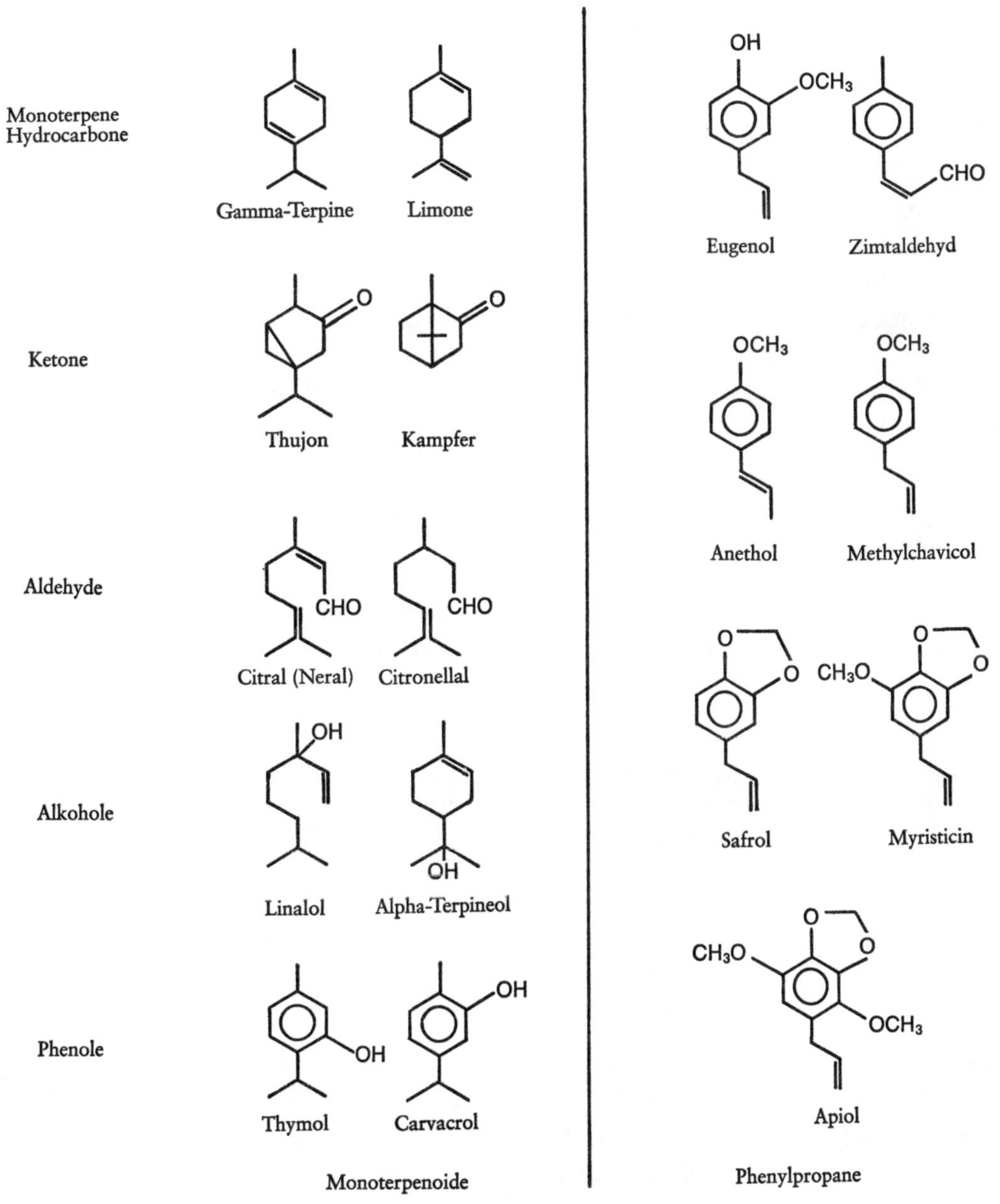

Abb. 4: Beispiele von Terpenen und Phenylpropanen in ätherischen Ölen

kette gestattet den zugehörigen Gruppen häufig eine Interaktion mit dem pi-elektronischen System des aromatischen Ringes, was manche Moleküle in dieser Gruppe pharmakologisch hochaktiv macht.

Ebenso wie die phenolhaltigen Essenzen sind Zimt und Gewürznelke starke Antiseptika. Da sie Hautreizungen hervorrufen können, müssen sie mit Vorsicht angewandt werden. Eugenol, der Hauptbestandteil von Gewürznelke, hat neben seinen antiseptischen und pilztötenden Eigenschaften auch lokalanästhetische Wirkungen. Verschiedenen Berichten zufolge soll es auch krebshemmend wirken. Die gleiche Wirkung wurde bei Caryophyllen, einem anderen Bestandteil von Gewürznelke, festgestellt (siehe Sesquiterpene). Anis, Basilikum und Estragon sind weniger aggressiv als Zimt und Gewürznelke. Allen diesen Ölen gemeinsam ist ein ausgesprochen süßer Geruch. Methylchavicol und Anethol, die Hauptbestandteile von Basilikum und Anis, können in übermäßig hohen Konzentrationen negative Wirkungen hervorrufen. Andere Öle dieser Gruppe enthalten Safrol (Sassafras und Kampfer), Myristicin (Muskat) und Apiol (Petersilie). Für die meisten dieser Öle gibt es in der Aromatherapie gute Anwendungsmöglichkeiten, doch können sie in hohen Konzentrationen oder bei längerem Gebrauch toxisch wirken. Die Möglichkeit halluzinogener Wirkungen von Muskat (wobei nicht feststeht, welche Dosis diese auslösen oder bleibende Schädigungen oder den Tod herbeiführen kann) sowie die Wirkungen von Anethol, die bei Mißbrauch von Anislikören auftreten, zeigen, daß der Effekt von Phenylpropanen auf das zentrale Nervensystem von der Dosierung und/oder der Konzentration abhängt.

Tafel 1   Eigenschaften der in ätherischen Ölen enthaltenen Phenylpropan-Derivate

Phenylpropan-Derivat	Eigenschaften	Enthalten in
Eugenol	Antiseptisch	Gewürznelke
Zimtaldehyd	Stimulierend Hautreizend	Zimt
Anethol	Sekretionsfördernd	Anis
Methylchavicol	Schleimlösend Krampflösend	Basilikum, Estragon, Petersilie, Muskat, Sassafras
Safrol, Myristicin, Apiol	Harntreibend Krampflösend Abtreibend (Apiol) Das zentrale Nervensystem anregend Halluzinogen (Myristicin)	

Zahlreiche Eigenschaften der in den ätherischen Ölen enthaltenen Terpenoide (Ketone, Aldehyde, Terpenalkohole, Ester, Cineol und Phenole) sind in Tafel 2 angeführt.

Terpenhydrokarbone
Die Limonene (die bei den meisten Zitrusölen einen Anteil von neunzig Prozent oder mehr ausmachen), Pinene, Camphene und Myrcene sind in Abbildung 4 dargestellt. Was ihre Eigenschaften betrifft, so werden Terpenhydrocarbone häufig als ziemlich unwichtige Bestandteile der ätherischen Öle betrachtet.

Es hat Diskussionen darüber gegeben, ob Terpene Haut- oder Schleimhautreizungen hervorrufen. Untersuchungen des Öls verschiedener Kieferngewächse haben ergeben, daß diese Öle antiseptische Eigenschaften entwickeln, wenn sie einem natürlichen oder künstlichen Alterungs- oder Oxydationsprozeß unterworfen werden. Die nachgewiesenen Wirkungen der Terpene gegen Herpes simplex und andere Viren sollten ihnen zu neuem Ansehen in der Aromatherapie verhelfen. Man hat festgestellt, daß Limonene, die Hauptbestandteile vieler Zitrusöle, Alpha-

Tafel 2   Eigenschaften der in ätherischen Ölen enthaltenen Terpenoide

Terpenoid	Eigenschaften	Enthalten in
Ketone	Förderung der Zellbildung Schleimlösend Potentiell neurotoxisch	Salbei, Thuja, Wermut (Thujon), Ysop (Pinocamphon)
Aldehyde	Entzündungshemmend Beruhigend Antiviral	Melisse, Lemongras (Citral), Zitronellgras, *Eucalyptus citriodora* (Citronellal)
Terpenalkohole	Bakterizid Anregend Harntreibend Antiviral	Lavendel, Koriander, Bitterorangenblüten, Rosenholz (Linalol), *Eucalyptus radiata*, Niaouli (Alpha-Terpineol), Tea Tree, Majoran, Wacholder (Terpineol-4)
Ester	Krampflösend Beruhigend Eventuell pilztötend	Römische Kamille (Angelikasäureester), Lavendel, Muskatellersalbei, Bergamotte (Linalylazetat)
Cineol	Schleimlösend	Eukalyptus und viele andere Öle
Phenole	Bakterizid Immunitätsteigernd Anregend Verursacht Hautreizungen Möglicherweise toxisch für die Leber	Thymian (Thymol), Origano, Bohnenkraut (Carvacrol)

Tafel 3 Allgemeine Wirkungen von Terpenoiden*)

Wirkung	Monoterpene	Sesquiterpene	Diterpene
Abführend	+		
Anästhetisch	+		
Analeptisch	+	+	
Analgetisch		+	
Antiarrhythmisch		+	
Antibiotisch (antibakteriell, fungizid, antiseptisch, antiviral)	+	+	+
Antiepileptisch		+	
Antihistaminisch	+		
Antirheumatisch	+		
Beruhigend	+	+	
Blutdrucksenkend	+	+	+
Choleretisch, cholagogisch		+	
Entzündungshemmend	+	+	
Harntreibend	+		
Insektizid	+		+
Krampflösend	+	+	
Pheromon	+	+	
Phytohormonal		+	+
Regenerierend		+	
Reizerzeugend	+	+	
Schleimlösend	+		+
Toxisch		+	+
Tumorhemmend (geschwulsthemmend, krebshemmend, zytotoxisch)	+	+	+
Vitaminähnlich			+
Wurmtreibend	+	+	

Tafel 3 zeigt die Wirkungen der Monoterpene, Sesquiterpene und Diterpene.

*) Die biologischen, pharmakologischen und therapeutischen Eigenschaften der normalen Monoterpene (und
auch vieler Sesquiterpene) stehen mit den Wirkungen der ätherischen Öle in engem Zusammenhang. Die
wichtigsten biologischen Eigenschaften der Mono-, Sesqui- und Diterpene sind hier angeführt.

Sabinene und Gamma-Terpinene antivirale Eigenschaften besitzen. Zu den ätherischen Ölen mit hohem Monoterpen-Hydrokarbongehalt gehören:

Zitrone, Orange, Bergamotte (Limonene)
Schwarzer Pfeffer (Pinene, Camphene und andere)
Kiefernöle (Pinene)
Terpentin (Pinene, Limonene)
Muskat (Pinene)
Mastix (Pinene)
Engelwurz (Pinene)

Sesquiterpene
Wichtige Sesquiterpene sind Chamazulen, Bisabolol, Santalol, Zingiberol, Carotol, Caryophyllen und Farnesol. Tafel 4 zeigt, in welchen Pflanzen Sesquiterpene enthalten sind.

Wenn wir die in den ätherischen Ölen enthaltenen Sesquiterpene betrachten, so sehen wir, daß der Einfluß einer funktionellen Gruppe weniger dominant wird. Die zunehmende Größe der Struktur bedingt größere Komplexität. Die Wechselwirkung zwischen Kohlenstoffrückgrat und funktionaler

Tafel 4   Ätherische Öle mit Sesquiterpengehalt

Sesquiterpen	Eigenschaften	Enthalten in
		Wurzeln von
Zingiberol		Ingwer
Vetiveron, Vetiverol	Magenstärkend, blähungstreibend	Vetiver
(fast 100 % Sesquiterpengehalt)		Narde
Valeranon (Valepotriate C 101)	Beruhigend, krampflösend	Baldrian
		Aus Holz, Samen, Blättern von
Alpha-Santalol		Sandelholz
Patschuli-Alkohol		Patschuli
Carotol		Karottensamen
Nerolidol (abhängig vom Typ)	Desinfizierend Antiseptisch	Niaouli
Chamazulen, Bisabolol	Entzündungshemmend	Korbblütler Deutsche Kamille Schafgarbe Gänsefingerkraut

Gruppe wird subtiler und komplizierter, und die Individualität des Moleküls bestimmt zunehmend die pharmakologischen Wirkungen.

Bisher wurden aus Pflanzen mehr als zweitausend Sesquiterpene mit sehr unterschiedlichen Strukturen isoliert. Die meisten dieser Sesquiterpene können dreißig Hauptstrukturarten zugeordnet werden. Ihre biologischen Wirkungen sind in Tafel 5 zusammengefaßt.

Ätherische Öle mit einem hohen Gehalt an Sesquiterpenen werden hauptsächlich aus Wurzeln und Hölzern oder aus Pflanzen der Korbblütlerfamilie destilliert.

Die Eigenschaften der Sesquiterpene waren Gegenstand zahlreicher Untersuchungen. Die meisten dieser Untersuchungen bezogen sich auf Sesquiterpene, die aus Pflanzen der Korbblütlerfamilie isoliert wurden, aus denen gewöhnlich keine ätherischen Öle gewonnen werden. Der Aromatherapeut befindet sich in dieser Hinsicht in einer unbefriedigenden Lage, denn über die potentiellen Eigenschaften von Sesquiterpenen in ätherischen Ölen können nur Vermutungen angestellt werden, da beweiskräftige Forschungs-

ergebnisse nur in begrenztem Maß vorliegen. Es gibt jedoch einige bemerkenswerte Ausnahmen. Die Bemühungen, eine wissenschaftliche Basis für die zahlreichen Anwendungsweisen von deutscher Kamille (*Chamomilla matricaria*) zu schaffen, haben eindeutige Beweise für die entzündungshemmenden Eigenschaften von Chamazulen und Alpha-Bisabolol erbracht.

Farnesol ist ein Sesquiterpen, dessen bakteriostatischen und hautfreundlichen Eigenschaften gut dokumentiert sind. Wegen seiner Fähigkeit, das Wachstum von Bakterien zu hemmen, ohne sie zu töten, ist es ein ideales Deodorant, denn es hemmt die Entwicklung geruchsverursachender Mikroorganismen, vernichtet jedoch nicht die auf gesunder Haut angesiedelten Bakterien.

Caryophyllen schließlich, das in vielen ätherischen Ölen, vor allem in Gewürznelkenöl, enthalten ist, findet zunehmend neue Beachtung. Es vereint beruhigende und antivirale Wirkungen mit krebshemmenden Eigenschaften.

Ein Beispiel für den Mangel an zuverlässigen Forschungsergebnissen über die in ätherischen Ölen enthaltenen Sesquiterpene ist

Tafel 5   Sesquiterpene aus ätherischen Ölen –
bekannte pharmazeutische Eigenschaften

Sesquiterpen	Eigenschaften	Enthalten in
Chamazulen	Entzündungshemmend	Deutsche Kamille, Schafgarbe, Gänsefingerkraut
Caryophyllen	Beruhigend, antiviral, eventuell krebshemmend	Gewürznelke (10 %); in vielen ätherischen Ölen in niedriger Konzentration
Farnesol	Bakteriostatisch	Rose, Kamille und viele andere Blütenöle

Sandelholz. Einerseits gibt es zahlreiche Berichte über seine Wirksamkeit bei Infektionen des Harnsystems, und es wird sogar in pharmakologischen Lehrbüchern als potentielles Mittel zur Desinfektion des Urins angeführt. Andererseits ist die antibakterielle Wirkung des Sandelholzöls nicht bewiesen. Man könnte natürlich darüber spekulieren, ob die Suche nach eindeutig bakteriziden Wirkungen von Santalol angesichts des Um-

standes, daß Sesquiterpene wirkungsvolle Mittel zur Stärkung des Immunsystems sind, der richtige Weg ist. Die Wirkung des Öls könnte nicht auf seinen bakterientötenden Eigenschaften, sondern darauf beruhen, daß es die Abwehrmechanismen des Körpers anregt.

Die wichtigsten ätherischen Öle und ihre chemischen Hauptbestandteile sind in Tafel 6 angeführt.

Tafel 6/1   Ätherische Öle und ihre chemischen Hauptbestandteile

Pflanze	Zahl der Kohlenstoffatome	Bestandteile
Anis	9	Phenylpropan: Trans-Anethol
Basilikum	9	Phenylpropan: Methylchavicol
Beifuß	10	Keton: Thujon
Bergamotte	10	Terpene und Ester: Limonen, Linalylazetat
Birke		Ester: Methylsalicilat
Bitterorangenblätter	10	Terpene, Ester: Linalylazetat
Bohnenkraut	10	Phenol: Carvacrol
Cajeput	10	Terpenalkohole: Alpha-Terpineol
Elemiharz	10	Terpene: Limonen, Elemol
Engelwurz	10	Moschusketon
Estragon	9	Phenylpropan: Methylchavicol
Eucalyptus australiana		Cineol
Eucalyptus citriodora		Aldehyde: Citronellal
Eucalyptus globulus	10	Cineol, t-Alkohol
Fenchel		Phenylpropan: Trans-Anethol
Flohminze	10	Ketone: Pulegon, Menthon
Geranie	10	Alkohole: Citronellol, Geraniol
Geraniumgras	10	Terpenalkohole: Geraniol
Gewürznelke	9	Phenylpropan: Eugenol
Grapefruit	10	Terpene: Limonen
Immortelle		Ester: Nerylester
Ingwerwurzel	15	Sesquiterpenoide: Zingiberon
Jasmin		Benzylazetat, Jasmon

Tafel 6/2 Ätherische Öle und ihre chemischen Hauptbestandteile

Pflanze	Zahl der Kohlenstoff- atome	Bestandteile
Kamille, blaue		Sesquiterpenoide: Chamazulen
Kamille, deutsche	15	Sesquiterpenoide: Bisabolol, Chamazulen
Kamille, römische		Ester
Kamille, wilde		Alkohol: Ormenol
Kardamom	10	Terpene: Cineol
Karottensamen	15	Sesquiterpenalkohol: Carotol
Kiefer	10	Terpene
Koreandersamen		Terpenalkohol: Linalol
Kreuzkümmel		Aldehyd: Cuminaldehyd
Kümmel	10	Ketone: Limonen, Carvon
Lavandin	10	Ester, Terpenalkohole: Linalol, Kampfer, Linalylazetat
Lavendel *(Lavandula officinalis)*	10	Linalylazetat
Lavendel *(Lavandula spica)*	10	Terpenalkohole: Linalol, Kampfer
Lemongras	10	Aldehyde: Citral
Liebstöckel		Lactone
Limette	10	Terpene, Aldehyde: Limonen, Citral
Litsea cubeba	10	Aldehyd: Citrale
Lorbeer	10	Cineole
Majoran	10	Terpenalkohole: Terpineol-4
Majoran, wilder, spanischer	10	Phenole: Carvacrol, Tymol
Mandarine	10	Terpene
Melisse	10	Aldehyd: Citrale
Minze, grüne	10	Terpenalkohole: Carvon
Muskat	9	Terpene, Alkohole: Linalol, Borneol, Myristicin
Muskatellersalbei		Ester: Linalylazetat, Neryl, Geranyl
Myrrhe	10	Terpene
Myrte	10	Terpene, Terpenalkohole
Niaouli	10	Terpene, Terpenalkohole
Olibanum	10	Terpene: Phellandren, Camphen, Olibanol
Orange	10	Terpene
Orangenblüte (Neroli)	10	Terpenalkohole, Ester: Linalol, Geraniol, Nerol
Origano	10	Phenol: Carvacrol
Patschuli	15	Sesquiterpene: Patschulol
Pfeffer	10	Terpene: Piperin
Pfefferminze	10	Terpenalkohole: Menthol, Carvon, Linalol

Tafel 6/3   Ätherische Öle und ihre chemischen Hauptbestandteile

Pflanze	Zahl der Kohlenstoff- atome	Bestandteile
Rose	10	Alkohole: Citronellol, Geraniol, Nerol
Rosenholz	10	Terpenalkohole: Linalol
Rosmarin	10	Terpene, Terpenalkohole: Cineol
Salbei	10	Cineol, Kampfer, Ester
Sandelholz	15	Sesquiterpene: Santalol
Schwarzfichte	10	Terpene
Tanne	10	Terpene
Tea Tree	10	Terpene, Terpenalkohole: Terpineol-4
Terpentin	10	Terpene: P-Menthadiene
Thymian *(Thymus vulgaris citriodora)*		Aldehyd: Citral
Thymian *(Thymus hiemalis)*		Alkohol: Linalol
Thymian *(Thymus zygis)*		Phenol: Thymol
Verbena (Zitrus)	10	Aldehyd: Citral
Vetiver	15	Sesquiterpenole: Vetiveron, Vetiverol
Wacholder	10	Terpene, Terpenalkohol
Ylang Ylang		Alkohole: Geraniol, Linalol, Ylangol
Ysop	10	Keton: Pinocarvon
Zedernholz		Keton: Atlanton-7
Zimtblatt	9	Phenylpropan: Eugenol
Zimtrinde	9	Phenylpropan: Zimtaldehyd
Zistrose		Terpene
Zitrone	10	Terpene, Aldehyde: Limonen, Citral
Zitronellgras	10	Aldehyde: Citronellal
Zypresse	10	Terpene: Terpenylazetat

Fünftes Kapitel

Anwendung der ätherischen Öle

Ätherische Öle sind hochwirksame Pflanzenextrakte und sehr wirksame Heilmittel, die nicht falsch angewendet werden sollten. Jeder Tropfen entspricht mindestens dreißig Gramm Pflanzenmaterial. Deshalb ist es wichtig, sich stets an eine genaue Dosierung zu halten und daran zu denken, daß ätherische Öle in sehr geringen Dosen wirksamer sind. Ätherische Öle können aufgenommen werden

a) innerlich,
b) äußerlich durch die Haut (Massage, Bad, Einreibung, Umschlag),
c) durch das Atmungssystem (Inhalation, Zerstäubung;

man kann sie

d) zur Hautpflege und Kosmetik verwenden (Gesichtspackung, Maske, Kompresse, Lotion, Creme) und
e) zur Haarpflege.

Man kann sie auch injizieren, doch sollte dies unbedingt dem Arzt überlassen bleiben.

Die ätherischen Öle werden, ob innerlich oder äußerlich angewendet, durch die Haut und die Schleimhäute aufgenommen und dringen tief in das Gewebe und Atmungssystem ein. Deshalb ist die äußerliche Anwendung eine sehr wirksame Methode zur Behandlung bestimmter Organe. Die innerliche Einnahme wird vor allem bei Infektionskrankheiten und zur Behandlung des Verdauungssystems empfohlen (zum Beispiel Magen, Leber), doch kann in solchen Fällen auch die Massage der entsprechenden Zonen helfen.

Die bequemste Methode zur Einnahme ätherischer Öle dürfte das Zerstäubungsgerät sein. Es empfiehlt sich bei allen Krankheiten, die mit der Lunge, dem Herz, dem Gehirn und dem Blut zusammenhängen.

Innere Anwendung

Ätherische Öle können unverdünnt auf einem Stück Würfelzucker oder vermischt mit Honig eingenommen werden. In diesem Fall ist es sehr wichtig, auf eine genaue Dosierung zu achten. Jedes Öl kann in hohen Dosen gefährlich sein; die stärkste toxische Wirkung besitzen in absteigender Reihenfolge Gartenraute, Thuja, Beifuß, Salbei, Ysop, Anis und Fenchel.

Bei innerer Einnahme ätherischer Öle sollte die Höchstdosis in der Regel fünf Tropfen dreimal täglich betragen.

Eine flexiblere und bequemere innere Anwendung ermöglicht die Auflösung der ätherischen Öle in Äthylalkohol (oder bei Kindern oder Personen, die Alkohol nicht vertragen, in süßem Mandelöl). Sieben Gramm ätherisches Öl (ein einzelnes Öl oder eine Mischung) werden dazu mit einhundertzwanzig Gramm neunzigprozentigem Äthylalkohol (keinem Einreibealkohol!) vermischt. Die Durchschnittsdosis beträgt fünfundzwanzig Tropfen dreimal täglich in einem Glas warmem Wasser oder Kräutertee zwischen den Mahlzeiten. Höchstdosis: einhundertfünfzig Tropfen täglich.

Aromatischer Honig
Sieben Gramm ätherisches Öl werden mit einem halben Kilo Honig gut vermischt.
Dosis: Dreimal täglich ein halber Teelöffel.
Eine stärker konzentrierte Mischung kann zur Einnahme in Kapseln hergestellt werden.
Gegenanzeigen: Sodbrennen, Magengeschwüre.

Äußere Anwendung

Massage

Eine besonders angenehme und sanfte Art, dem Körper ätherische Öle zuzuführen, ist die Massage. Sie werden innerhalb von sechzig bis einhundertzwanzig Minuten vollständig von der Haut aufgenommen und dringen tief in das Gewebe ein. Durch ihre lange Wirkungsdauer verstärken sie die Vorteile der Massage. Handauflegen und Massage sind wahrscheinlich die ältesten Heilmethoden. Schon im Altertum wurden Duftöle bei der Massage verwendet.

Massage ist viel mehr als eine bloße Manipulation des Gewebes. Sie stellt eine unmittelbare und einfache Form der Kommunikation zwischen dem Masseur oder der Masseurin und dem Patienten dar, bei der die Hände äußerst empfindsame Rezeptoren sind. Während einer Massage erforschen die Hände die innere Geographie des Körpers und spüren Spannungen, Entzündungen, verborgene Schmerzen, empfindliche Punkte, Stauungen und Schwellungen auf, die viel über den Patienten verraten. Um den vollen Gewinn einer Massage zu vermitteln, muß der Masseur (oder die Masseurin) deshalb offen, verständnisvoll und mitfühlend sein.

Bei der Massage sind die Hände Kanäle heilender Energie, und die Heilung findet auf körperlicher, emotionaler und psychischer Ebene statt. Aromatherapie und Massage sind deshalb eine ausgezeichnete Kombination, denn ätherische Öle und Massage verstärken sich in ihrer Wirkung gegenseitig. Die Massage fördert das Eindringen der Öle in das Gewebe und lenkt sie an die Stellen, an denen sie am meisten gebraucht werden. Sie wirken lokal oder über die Energiekanäle (Nerven, Meridiane).

Die Zubereitung eines Massageöls
Verwenden Sie stets kaltgepreßte Öle als Grundstoff Ihres Massageöls. Am gebräuchlichsten ist hierfür süßes Mandelöl. Obwohl sie noch ziemlich neu auf dem Markt sind, erfreuen sich Traubenkernöl und Kanolaöl bei Massagetherapeuten und in der Kosmetik zunehmender Beliebtheit.

Bei trockener Haut verwenden Sie Mandelöl, Rizinusöl, Kakaobutter, Oliven-, Palm- oder Erdnußöl.

Bei normaler Haut Mais-, Baumwollsamen-, Sesam-, Sonnenblumen-, Traubenkern- oder Kanolaöl.

Bei fettiger Haut Leinsamen-, Sojabohnen- oder ein Nußöl.

Eine kleine Menge Weizenkeimöl versorgt die Haut mit Vitaminen und stellt einen natürlichen Alterungsschutz dar.

Mischen Sie 7 Gramm ätherisches Öl mit 350 bis 420 Gramm Pflanzenöl (zum Beispiel 120 g Süßmandel, 120 g Saflor, 120 g Avokado, 60 g Weizenkeim, 60 g Sesam).

Beruhigendes Massageöl
Majoran, Orange, Lavendel, Tanne, Kamille, Pflanzenöl.
Orangenblüte oder Ylang Ylang können hinzugefügt werden.
Bewirkt eine tiefe Entspannung der Gewebe, Muskeln und Gelenke und eine Wiederherstellung des Energiegleichgewichts.

Aphrodisisches Massageöl
Zedernholz, Geranie, Ylang Ylang, Vetiven, Muskatellersalbei, Pfeffer, Zistrose, Sandelholz, Pflanzenöl.
Ein herrliches Vorspiel oder Zwischenspiel.

Schmerzlinderndes Massageöl
Birke, Rosmarin, Lavendel, Thymian, Kiefer, Kamille, Pflanzenöl.
Auch: Pfefferminz, Kampfer, Wacholder, Ingwer, Muskat.
Bei rheumatischen Schmerzen, Entzündungen und Muskelschmerzen.

Anregendes Massageöl
Zitrone, Pfefferminze, Flohminze, Salbei, Thymian, Origano, Pflanzenöl.
Auch: Ingwer, Muskat, Pfeffer, Ylang Ylang.
Zur allgemeinen Anregung der endokrinen Drüsen und des Nervensystems und zur Erhöhung des Gewebetonus (energetische Massage).

Kreislaufstärkendes Massageöl
Zypresse, Geranie, Zitrone, Thymian, Pflanzenöl.
Stärkt das Kreislaufsystem (lymphatisches System, Kapillaren und Venen) und verdünnt das Blut. Bei Krampfadern, Hämorrhoiden, Fettleibigkeit.
Bei Herpes massieren Sie den entzündeten Bereich.

Diese Öle (besonders das Kreislauföl) bewirken nach dem Baden eine Wiederherstellung der Hautfeuchtigkeit. Manche Öle können auf verschiedenen Körperteilen angewandt werden, vor allem, um auf bestimmte Organe einzuwirken (siehe Therapieregister).

Aromatische Bäder

In der gesamten antiken Welt, von Ägypten bis Indien, nahmen unsere Vorfahren rituelle Waschungen vor, die aus heißen und kalten Bädern, Salbungen und Massagen mit aromatischen Substanzen bestanden. Ätherische Öle und Bäder haben vielfache, einander ergänzende Wirkungen. Sie steigern das Vergnügen des Badens, denn wenn, wie Robert Tisserand schreibt, der Duft der verwendeten Essenzen »angenehm für die Nase ist, dann wirkt er auch wohltätig auf den Geist. Dazu kommt die physiologische Wirkung der Essenzen auf das Nervensystem und den übrigen Körper«. Man kann dazu die Öle in reiner Form verwenden, sie in flüssiger Seife oder Alkohol auflösen oder mit Pflanzenöl mischen. (Bei trockener Haut am besten mit Süßmandel-, Weizenkeim- oder Avocadoöl.)

Schütten Sie die Öle erst kurz bevor Sie hineinsteigen in das Badewasser, damit sie nicht vorzeitig verdunsten; nehmen Sie für ein normales Bad fünf bis fünfzehn Tropfen. Die Verwendung eines Dispersionsmittels ist zu empfehlen, um Hautreizungen zu vermeiden. Auf dem Markt werden verschiedene Substanzen (Pflanzenöle und schäumende Badegele) für diesen Zweck angeboten.

Wenn man in das Badewasser gleitet, umhüllt ein dünner Ölfilm den Körper, und das Öl dringt durch die Haut in das Gewebe ein. Entspannen Sie sich, und genießen Sie!

Beruhigendes Bad (abends): Lavendel, Majoran, Kamille.
Anregend (morgens): Salbei, Rosmarin, Kiefer.
Aphrodisisch: Ylang Ylang, Sandelholz, Ingwer, Pfefferminze, Pfeffer, Bohnenkraut.
Lunge: Eukalyptus, Lavendel, Kiefer, Cajeput, Copaiba, Ysop.
Rheuma- und Muskelschmerzen: Birke, Wacholder, Rosmarin, Thymian, Vetiver, Sassafras.
Nervosität: Beifuß, Bitterorangenblätter, Majoran, Orangenblüte (Neroli).

Genauere Angaben finden sich in den Registern.

Hautpflege und Kosmetik

Trägt man die ätherischen Öle auf die Haut auf, so regulieren sie die Aktivität der Kapillaren und haben eine belebende Wirkung auf das Gewebe. Laut Marguerite Maury *(The Secret of Life and Youth)* sind sie natürliche Verjüngungsmittel. Sie erleichtern die Abstoßung toter Zellen und fördern durch ihre phytophylaktischen Eigenschaften die Bildung neuer gesunder Zellen. Die Öle mit den angenehmsten Gerüchen (vor allem Blütenöle) eignen sich zur Hautpflege am besten. Sie können für Gesichtsdampfbäder, Kompressen, Masken und Wickel verwendet werden. Man kann sie mit Lotionen, Hautcremes, Gels, Toilettenwassern und Parfüms mischen.

Beginnen Sie mit einer Gesichts- und Halsmassage, um die Blutzirkulation in den Kapillaren anzuregen und die Poren zu öffnen.

Reinigen Sie dann die Haut mit einer Reinigungslotion, einem Gesichtsdampfbad, einer Kompresse oder Maske. (Für Personen mit *Acne rosacea* oder fleckiger Haut eignen sich Dampfbäder oder Masken nicht, weil dadurch die Zirkulation angeregt wird, was zum Platzen weiterer Kapillaren führen kann.)

Schließen Sie dann die Poren durch Auflegen einer Kompresse mit Zypressen-, Wacholder- oder Bergamotteöl und tragen Sie zum Schutz der Haut eine Feuchtigkeitscreme auf (zum Beispiel *Aloe vera*-Gel mit ein paar Tropfen ätherischem Öl).

54

Ätherische Öle für die Hautpflege

Allgemeine Hautpflege: Kamille, Karotte, Geranie, Lavendel, Zitrone, Ylang Ylang.
Normale Haut: Muskatellersalbei, Geranie, Lavendel, Ylang Ylang.
Trockene Haut: Pfefferminze, Muskatellersalbei, Rosmarin, Sandelholz, Rose, Geraniumgras, Karotte.
Fettige Haut: Lavendel, Zitrone, Geranie, Basilikum, Kampfer, Olibanum, Zedernholz, Ylang Ylang.
Wäßrige Haut (Haut mit der Tendenz, Wasser zu speichern): Lavendel, Rosmarin, Wacholder, Zitrone.
Entzündete Haut: Kamille, Muskatellersalbei, Geranie, Lavendel, Zitrone, Myrrhe, Patschuli, Karotte, Blütenwasser.
Akne: Cajeput, Bergamotte, Eukalyptus, Wacholder, Lavendel, Geraniumgras, Niaouli.
Ekzem: Zedernholz, Kamille, Lavendel, Salbei, Patschuli, Rose.
Verjüngung: Kamille, Benzoin, Olibanum, Zedernholz, Geranie, Lavendel, Myrrhe, Rosmarin, Karotte.
Seborrhöe: Bergamotte, Lavendel, Zypresse, Patschuli.
Falten: Fenchel, Zitrone, Geraniumgras, Myrrhe, Olibanum, Patschuli, Muskatellersalbei, Karotte.
Zur Verstärkung der Sonnenbräunung: Bergamotte.

Anmerkung: Blütenwasser eignen sich besonders gut zur Hautpflege. Sie sind milder und leichter anzuwenden als ätherische Öle und empfehlenswert bei empfindlicher und entzündeter Haut.

Die Indikationen für ätherische Öle und Blütenwasser sind im großen und ganzen die gleichen. Einfaches Blütenwasser kann für Kompressen dienen und sollte zur Vorbereitung der Hautpflege anstelle von Wasser verwendet werden.

Blütenwasser in einer Sprayflasche (Rose, Salbei, Rosmarin, Lavendel oder Zypresse) ist ein ausgezeichnetes erfrischendes und adstringierendes Hauttonikum.

Gesichtsdampfbad

Geben Sie fünf bis fünfzehn Tropfen Öl in eine Schüssel mit heißem Wasser, bedecken Sie den Kopf mit einem großen Handtuch, und lassen Sie den Dampf Ihre Poren reinigen. Fügen Sie alle fünf Minuten ein paar Tropfen hinzu (Gesamtdauer zehn bis fünfzehn Minuten).

Gesichtskompressen

Geben Sie fünf Tropfen eines geeigneten Öls in eine Schüssel mit warmem Wasser. Tränken Sie ein Tuch mit dem Wasser, legen Sie es fünf Minuten auf Ihr Gesicht, und tränken Sie es neu (bis zu dreimal).

Masken

Gesichtsmasken haben eine reinigende, nährende und vitalisierende Wirkung; sie fördern die Abstoßung toten Gewebes und regen die örtliche Blutzirkulation an. Entsprechend den Bestandteilen können sie feuchtigkeitsspendend und lindernd wirken.

Die Grundbestandteile sind Lehm, Hafermehl, Früchte und Gemüse, Pflanzenöl, Blütenwasser und ätherische Öle. Tun Sie einige Löffel Lehm und mit Wasser verrührtes Hafermehl in eine Schüssel, und fügen Sie den Brei und den Saft der Frucht (oder des Gemüses), einen Teelöffel Pflanzenöl (zum Beispiel Weizenkeimöl) und fünf Tropfen ätherisches Öl hinzu. Rühren Sie um, und fügen Sie Blütenwasser, Kräutertee oder reines Wasser hinzu, bis die Mischung die richtige Konsistenz hat.

Tragen Sie den Brei mit den Fingerspitzen auf das Gesicht auf, lassen Sie ihn bis zu fünfzehn Minuten trocknen, und entfernen Sie ihn dann mit einem feuchten Schwamm. Schließen Sie mit Blütenwasser die Poren. Normale Haut benötigt alle ein bis zwei Wochen eine Maske.

Außer Hafermehl, Lehm, ätherischen Ölen und Blütenwasser können Sie für besondere Zwecke folgende Zusätze verwenden:

Akne: Kohl, Weintraube, Hefe.
Fettige Haut: Kohl, Gurke, Zitrone, Weintraube, Birne, Erdbeere.
Trockene Haut: Melone, Karotte, Avocado, Weizenkeimöl.
Empfindliche Haut: Honig, Apfel, Weintraube, Melone.
Gealterte Haut: Apfel, Avocado, Weizenkeimöl.
Normale Haut: Avocado, Zitrone, Birne, Weizenkeimöl.

Aromatischer Körperwickel

Legen Sie eine Decke auf ein Bett, einen Massagetisch oder einen Teppich und darauf eine Plastikfolie und ein großes Handtuch.

Vermischen Sie in einer Sprühflasche zehn bis fünfzehn Tropfen eines geeigneten ätherischen Öls mit 250 bis 350 Gramm heißem Wasser. (Im einschlägigen Fachhandel sind auch verschiedene »Aromasole« – Mischungen von ätherischen Ölen und Emulsionsmitteln – erhältlich, die eine leichtere und schnellere Dispersion der Öle im Wasser ermöglichen.) Schütteln Sie die Flasche gut. Sprühen Sie die Mischung unter ständigem Schütteln auf das Handtuch. Legen Sie sich auf das Handtuch, und wickeln Sie es um den ganzen Körper; dann wickeln Sie die Plastikfolie und die Decke darum.

Atmen Sie tief, entspannen Sie sich, genießen Sie . . . am besten in einem ruhigen Raum bei gedämpftem Licht und schöner, friedlicher Musik.

Lotionen, Duftwässer, Körperöle, Salben: von Kleopatra bis Maria Magdalena

In zahlreichen Geschichten von der frühesten Antike bis zur Renaissance, in Bibelerzählungen und orientalischen Märchen spielen die aufregenden Düfte aromatisierter Salben und Lotionen eine Rolle. Maria Magdalena rieb Christus die Füße mit kostbaren Salben ein. Boshaften Berichten zufolge verdankte Kleopatra ihre verführerische Macht eher ihren geheimen Duftwässern als ihrer Schönheit.

Lotionen, Cremes und Salben haben folgende Grundbestandteile:

- ein Festigungsmittel (Lanolin oder Bienenwachs);
- ein Öl (Süßmandel, Avocado, Olive, Kakao). Sehen Sie unter »Massageöl« nach, welches Pflanzenöl für Ihren Hauttyp das richtige ist;
- Blütenwasser oder destilliertes Wasser;
- eine Mischung ätherischer Öle. (Sehen Sie unter »Hautpflege« nach.)

Bei der Herstellung des Präparats kommt es auf das mengenmäßige Verhältnis der Bestandteile an (bei einer Creme: 30 g Bienenwachs, 120 g Pflanzenöl, 60 g Wasser, 7 g ätherisches Öl).

Schmelzen Sie in einem großen Topf das Festigungsmittel, und fügen Sie langsam, unter ständigem Umrühren, das Öl und Wasser hinzu. Lassen Sie die Mischung etwas abkühlen, bis sie sich verdickt, mischen Sie das ätherische Öl darunter, und rühren Sie gut um. Bewahren Sie das Präparat in einem festverschlossenen, dunklen Glas auf.

Haarpflege

Mischen Sie sieben Gramm ätherisches Öl mit einem halben Liter gutem Shampoo oder Haarwasser.

Einreibungsmittel für die Kopfhaut: Blütenwasser oder: sieben Gramm ätherisches Öl in einhundertzwanzig Gramm Äthylalkohol oder Süßmandelöl.

Trockenes Haar: Cade (Wacholderteeröl), Zedernholz.

Haarausfall: Zedernholz, Wacholder, Lavendel, Rosmarin, Salbei.

Normales Haar: Kamille, Lavendel, Ylang Ylang.

Fettiges Haar: Lemongras, Rosmarin.

Erkrankungen der Kopfhaut: Zedernholz, Rosmarin, Salbei, Cade (Wacholderteeröl).

Schuppen: Rosmarin, Zedernholz, Cade (Wacholderteeröl).

Zerstäubung und Inhalation

Die Verbrennung aromatischer Pflanzen dürfte so alt wie die Menschheit sein. Priester, Zauberer und Heiler aller Traditionen haben bei ihren Zeremonien und Ritualen Räucherwerk benutzt. Die alten Ägypter verbrannten auf den Straßen und in den Tempeln Duftstoffe. Vor über zweitausend Jahren bekämpfte Hippokrates, der Vater der abendländischen Medizin, in Athen erfolgreich die Pest, indem er in der ganzen Stadt Räucherungen vornahm. Im Mittelalter verbrannten die Menschen bei Epidemien in den Straßen Kiefernholz und andere duftende Hölzer, um die Teufel zu vertreiben. Parfümhersteller waren bekannt dafür, daß sie resistent gegen Krankheiten zu sein schienen.

Heute gibt es ein technisches Gerät, das die Verteilung von Duftstoffen ohne unangenehme Rauchentwicklung ermöglicht. Der Zerstäuber verteilt ätherische Öle in der Luft, ohne daß sie verändert oder erhitzt werden. Das ätherische Öl wird durch eine Düse in winzige Tröpfchen zerteilt, so daß ein sehr feiner Nebel entsteht. Da als Treibstoff Luft verwendet wird, gibt es keine chemische Verschmutzung, und die Öle werden nicht verändert oder durch Hitze zersetzt. Die ionisierten Mikropartikel schweben mehrere Stunden in der Luft und revitalisieren sie durch ihre antiseptischen und desodorierenden Eigenschaften. Durch die Oxydation der ätherischen Öle bilden sich geringe Mengen von natürlichem Ozon, das zu ionisiertem Sauerstoff zerfällt. Dieser Prozeß, der auf natürliche Weise in Wäldern stattfindet, wirkt belebend und reinigend.

Klinische Versuche mit diesem Gerät in den letzten zehn Jahren haben gezeigt, daß die Ergebnisse um so besser sind, je feiner die Öle zerstäubt werden. Außer der antiseptischen Wirkung wurden sehr starke Wirkungen auf die Lunge und das Atmungssystem nachgewiesen, wodurch diese Methode Erleichterung bei Asthma, Bronchitis, Erkältungen, Nebenhöhlen- und Halsentzündung bringt. Auch die Wirkungen auf das Kreislaufsystem, das Herz und das Nervensystem sind sehr ausgeprägt.

Der Zerstäuber kann für fast alle in der Aromatherapie verschriebenen Öle verwendet werden. Es ist die einfachste und angenehmste Methode zur Einnahme der ätherischen Öle.

In Frankreich wird dieses Gerät in vielen Naturheilpraxen und Yogazentren verwendet. Es kann überall, wo eine Luftverbesserung wichtig ist, installiert werden: In Saunen, Dampfbädern, Krankenhäusern, Sprechzimmern, Warteräumen, Turnhallen, Schulen und natürlich auch in Wohnungen – im Wohnzimmer, im Schlafzimmer, in der Küche und im Bad.

Offenbar besteht ein Zusammenhang zwischen der Entwicklung übersinnlicher Fähigkeiten und der Lunge. Die meisten spirituellen Schulen messen der Atmung große Bedeutung bei. Das Zerstäubungsgerät bietet somit die beste Möglichkeit, die subtilen Wirkungen der ätherischen Öle auf Geist und Seele zu erfahren. Es schafft eine freundliche Atmosphäre und erhöht dadurch die Lebensqualität. Deshalb ist es in der Ganzheitsmedizin von großem Nutzen.

Für den Zerstäuber geeignete Öle

Der Geruchssinn ist etwas sehr Subjektives. Ob wir einen Geruch mögen oder als unangenehm empfinden, hängt von vielen Faktoren ab, etwa von unserer Stimmung, der Tageszeit, der Jahreszeit und so weiter. Hier eine Zusammenstellung der allgemeinen Wirkungen verschiedener Öle.

Beruhigend (abends): Lavendel, Majoran, Kamille.
Anregend (morgens): Salbei, Rosmarin, Kiefer, Minze.
Aphrodisisch: Ylang Ylang, Sandelholz, Ingwer, Pfefferminze, Pfeffer, Bohnenkraut.
Lunge: Eukalyptus, Lavendel, Kiefer, Cajeput, Copaiba, Ysop.
Nervosität: Beifuß, Bitterorangenblätter, Majoran, Orangenblüte.
Zu hoher Blutdruck: Ylang Ylang, Lavendel, Zitrone, Majoran.
Zu niedriger Blutdruck: Ysop, Salbei, Thymian, Rosmarin.
Gegen Depressionen: Olibanum, Myrrhe, Zedernholz.

Reinigend: Lavandin, Lemongras, Zitrone, Kiefer, Kamille, Geranie, Origano.

Belebend: Kiefer, Tanne, Schwarzfichte.

Zur Stärkung des Gehirns und des Gedächtnisses: Basilikum, Wacholder, Rosmarin.

Schlaflosigkeit: Orangenblüte, Majoran, Kamille.

(Weitere Indikationen in den Anwendungsregistern.)

Zusammenfassung

Wenn Sie das Reich der Düfte zum ersten Mal betreten, kann es sein, daß Sie ein wenig überrascht oder sogar etwas angewidert sind. Ihr Geruchssinn muß umerzogen oder, besser gesagt, entgiftet werden. Nachdem Sie ihn jahrelang vernachlässigt oder durch die Verwendung minderwertiger Parfüms geschädigt haben, weiß ihre Nase die Kostbarkeit natürlicher Düfte nicht mehr zu schätzen. Auch wenn Sie Ihre Eßgewohnheiten ändern und sich von minderwertiger auf gesunde Nahrung umstellen, kann es sein, daß Ihnen der volle Geschmack eines Salatblatts oder eines Radieschens nicht zusagt. Wenn Sie sich aber entgiften, entwickeln Sie einen besseren und feineren Geschmackssinn und werden bald eine Abneigung gegenüber wertloser Nahrung empfinden.

Dann offenbaren die Düfte Ihnen immer mehr ihre Macht; sie spielen mit Ihnen, tanzen mit Ihnen, verleihen Ihnen Kraft. Sie verbinden Sie mit den Energien des Pflanzenreichs und »machen Sie froh, fröhlich, freundlich und beliebt bei allen Menschen«.

Sechstes Kapitel

Ätherische Öle

Pflanzen werden gemäß der Struktur ihrer Blüten in botanische Familien eingeteilt. Diese Einteilung geht über die Blüte hinaus. Jede Pflanze einer Familie stellt eine Variation des Grundmodells eines Typs dar und weist die gleiche Blatt- und Samenstruktur, den gleichen Rhythmus (in Raum und Zeit) und die gleiche chemische Zusammensetzung auf.

Wie Goethe glauben die Anthroposophen an einen Pflanzenarchetypus, in dem sich die morphologischen Entwicklungsmöglichkeiten des Pflanzenreiches zeigen und der sich in verschiedenen Graden der Differenzierung in Familien, Arten und Chemotypen manifestiert. In diesem System stellt jeder durch die botanischen Familien ausgedrückte Typus einen bestimmten Entwicklungsgrad des archetypischen Modells dar – eine bestimmte Ebene der Verwirklichung seiner Potentiale, von den primitiven Schachtelhalmen bis zu den hochentwickelten Rosengewächsen (Beispiel: Rose, Apfel). Durch Differenzierung des Typus entwickeln sich die Arten und durch weitere Differenzierung die Unterarten und Chemotypen.

Nach Ansicht der Anthroposophen, die sich auf die Werke von Paracelsus und die Homöopathie stützen, besteht ein Zusammenhang zwischen dem physischen Erscheinungsbild der Pflanzen, den Interaktionen mit ihrer Umgebung und ihren medizinischen Eigenschaften. Jeder botanischen Familie schreibt man eine charakteristische therapeutische Wirkung zu, jeder Pflanze der Familie bestimmte Varianten davon. Dieser Ansatz zeichnet sich durch große Vielfalt und Genauigkeit aus. Er stimmt weitgehend mit den klassischen Systemen der Kräuterheilkunde und der Aromatherapie überein, und zwischen den Anwendungsempfehlungen für Pflanzen einer Familie bestehen große Ähnlichkeiten.

In Südfrankreich konnte ich mich von der Richtigkeit dieser Ansichten überzeugen. Ich hatte einige eindrucksvolle Erlebnisse, bei denen ich in enger Kommunikation mit Pflanzen zu stehen schien und das Gefühl hatte, daß die Pflanzen sich mir vorstellten. Ich erkannte ihre medizinischen Eigenschaften und wußte plötzlich sogar die Namen von Pflanzen, die ich noch nie gesehen hatte. So stellte ich fest, daß die sorgfältige Beobachtung einer Pflanze und ihrer Umgebung mir viel über ihre Wirkungen verriet.

Auf jeden Fall sagt eine Einteilung der ätherischen Öle nach botanischen Familien mehr über ihre therapeutischen Wirkungen aus als eine alphabetische Einteilung, und daran werde ich mich in diesem Kapitel halten. Ich hoffe, daß ich meinen Lesern auf diese Weise zu einem besseren Verständnis der Aromatherapie verhelfen kann.

Synthetisch oder natürlich:
Was ist der Unterschied?

Es ist eine weitverbreitete Ansicht, daß durch Lebensprozesse entstandene Moleküle medizinisch wirksamer sind als ihre synthetischen Kopien, obwohl diese, wenn man sie chemisch untersucht, von ihren natürlichen Verwandten nicht unterschieden werden können. Doch immer mehr Beweise sprechen dafür, daß diese Meinung begründet ist. Gestützt wird diese Ansicht auch dadurch, daß ein natürlicher Extrakt häufig wirkungsvoller ist als sein am stärksten wirksamer Bestandteil.

Kann es sein, daß Moleküle eine Art Gedächtnis besitzen? Daß in ihnen Informationen gespeichert sind? Daß alles Lebendige einen gemeinsamen Erinnerungsspeicher hat? Daß natürliche Moleküle sich deshalb besser und genauer auf lebendige Organismen »einstellen« können? Wenn das stimmt, dann könnte ein natürliches Molekül »wissen«, wie es mit anderen lebendigen Molekülen umzugehen hat. Jedes in einem bestimmten Extrakt enthaltene Molekül würde sich an seine Gefährten erinnern und stärkere Wirkungen hervorrufen, wenn es nicht von diesen getrennt wird.

Die Hypothese des morphogenetischen Feldes

Als das Fahrrad erfunden wurde, brauchten die Menschen Monate, um damit fahren zu lernen. Wie lange haben Ihre Kinder dazu gebraucht? Ein paar Stunden? Zwei Tage?

Als das Auto erfunden wurde, hatten die meisten Menschen viel zu große Angst, um auch nur daran zu denken, damit zu fahren. Heute lernt das ein durchschnittlicher Teenager in kürzester Zeit.

Als Einstein die Relativitätstheorie aufstellte, dauerte es Jahre, bis eine Handvoll Interessierter sie begriff. Heute wird die Relativitätstheorie auf dem Gymnasium gelehrt.

Wie lange haben Sie gebraucht, um den Umgang mit einem Computer zu beherrschen? Wie lange haben Ihre Kinder dazu gebraucht?

Wenn Sie sich heutige Schulbücher anschauen – haben Sie dann nicht manchmal das Gefühl, überhaupt nichts zu begreifen?

Rupert Sheldrake meint, daß sich all diese Phänomene mit der Hypothese der morphogenetischen Felder erklären lassen.

Einfach ausgedrückt, kann ein morphogenetisches Feld als eine Landschaft betrachtet werden mit Bergen, Tälern, Ebenen und Flüssen. Durch jedes Tal, jedes Flußbett fließt ein Informationsstrom, und alle diese Informationsströme sind miteinander verbunden. Eine neu eingegebene Information kann als eine Furche betrachtet werden, die irgendwo in der Landschaft gezogen wird. Je mehr von dieser Information Gebrauch gemacht wird, um so tiefer wird die Furche, und um so größer die Wahrscheinlichkeit, daß neue Informationen angezogen werden, bis sie zu einem Tal oder einem Hauptstrom wächst. Das Erlernen einer neuen Technik, zum Beispiel, vertieft die entsprechende Furche. Je mehr Menschen diese Technik erlernen, um so tiefer wird die Furche, und um so leichter wird es für andere Menschen, sich die Technik anzueignen.

Eine neue Furche entsteht natürlich nur, wenn die Landschaft dafür bereit ist. Daran könnte es liegen, daß, wenn der Boden für eine neue Entdeckung vorhanden ist, mehrere Menschen zur gleichen Zeit diese Entdeckung machen.

(Anmerkung: Bei meinen Untersuchungen auf dem Gebiet der Logik und der Informationstheorien entwickelte ich Ende der siebziger Jahre interessanterweise Ideen, die denen von Rupert Sheldrake stark ähnelten. Was er morphogenetische Felder nennt, nannte ich Formenfelder. 1980 hielt ich an der Universität von Kalifornien in Berkeley einen Vortrag, in dem ich meine Theorien darlegte. Ich wußte damals nichts von Sheldrake, und er wußte nichts von meiner Arbeit.)

Wenn umgekehrt in einem Teil des morphogenetischen Feldes die Informationen nicht fließen, kommt es zu örtlichen Stockungen, und es bilden sich Sedimente. Dann füllen sich Täler auf, Flußbetten verschwinden, und die Informationen geraten in Vergessenheit, weil kein Gebrauch von ihnen gemacht wird.

Die Hypothese der morphogenetischen Felder ist eine ausgezeichnete Methode zur Erklärung aller Evolutionsprozesse, sei es die Evolution des Universums, die Evolution der Menschheit, die kulturelle oder die persönliche Evolution.

Auf persönlicher Ebene kann man sehen, wie positives Denken sich auf das Leben auswirkt und positive Erfahrungen anzieht. Deshalb bin ich ein unheilbarer Optimist und glaube, daß Pessimisten immer unrecht haben, vor allem, wenn sie recht haben.

Die botanischen Familien kann man als tiefe Täler im morphogenetischen Feld des Pflanzenreichs betrachten, die sich in die Flüsse der Arten und in die Bäche der Unterarten oder Chemotypen aufteilen. Alle diese Täler, Flüsse und Bäche sind im Lauf der Jahrtausende in enger Interaktion mit dem örtlichen und globalen Umfeld entstanden (mit anderen Familien und Arten und den ihnen förderlichen Ökosystemen wie Mikroorganismen, Tieren und Menschen).

Man sieht, daß die Hypothese der morphogenetischen Felder völlig mit der Gaia-Hypothese übereinstimmt. Unser Planet ist ein lebendiger Organismus. Die Menschheit hat diesen Organismus mit Bewußtsein erfüllt – ohne Zweifel zu einem bestimmten Zweck. Dieser Zweck kann nicht die Zerstörung des Planeten sein. Als mit Bewußtsein ausgestattete Zellen dieses Organismus, haben wir die Verantwortung, für das Wohl unseres Planeten zu sorgen. Tun wir das nicht, dann verhalten wir uns wie Viren in einem kranken Körper, und der Organismus wird versuchen, uns loszuwerden.

Unser Planet – der Körper, dessen Teil wir sind – leidet zur Zeit an einer schweren Vergiftung. Wer mit den Grundsätzen der Naturheilkunde vertraut ist, weiß, daß unser Planet deshalb einen kritischen Reinigungsprozeß durchmachen muß. Keine wirtschaftlichen oder sonstigen Erwägungen haben gegenüber dieser absoluten Notwendigkeit Vorrang. Auf der ganzen Welt ist man sich dieser Probleme bewußt. Dies kann man als eine natürliche Abwehrreaktion unseres Planeten betrachten. Wir müssen diesem Trend zum Durchbruch verhelfen und zu handeln beginnen – jeder für sich und alle gemeinsam.

Die botanischen Familien

Die Gaia-Hypothese

Das Pflanzenreich ist auf unserem Planeten lange vor dem Tierreich entstanden. Aus primitiven Moosen und Farnen entwickelten sich allmählich durch Differenzierung die Tausenden von Pflanzenarten, die wir heute kennen. Diese Entwicklung fand anfangs unabhängig vom Tierreich statt, schuf aber wahrscheinlich für dieses die Lebensvoraussetzungen. Als dann die ersten Tiere auf unserem Planeten erschienen (und dies geschah, weil das morphogenetische Feld bereit dafür war), entwickelten sich Pflanzen und Tiere in engem Zusammenspiel. Zum Beispiel wurden immer mehr Pflanzenarten bei der Bestäubung von Insekten abhängig. Die Tiere waren natürlich hinsichtlich ihrer Ernährung völlig auf Pflanzen angewiesen.

Dieses Zusammenspiel nahm sehr große Ausmaße an. Pflanzen waren für die Tiere nicht nur Nahrung, sondern auch Heilmittel. Tiere produzierten Dünger, beförderten die Samen und verscharrten sie, lockerten mit ihren Füßen den Boden auf und stutzten Sträucher. Wenn die Gaia-Hypothese zutrifft – und davon bin ich überzeugt –, wenn man die Erde als einen lebendigen Organismus betrachtet, ist dieses Zusammenspiel etwas völlig Folgerichtiges.

Bestimmte Pflanzen spezialisierten sich in ihrem Zusammenwirken mit dem Tierreich. Der Mensch griff fördernd in diesen Prozeß ein; die heutigen Kulturpflanzen wurden durch einen langwierigen Selektionsprozeß »erschaffen«. Die Mais-, Weizen-, Apfel- und Kartoffelsorten, die wir heute im Supermarkt kaufen, wachsen nicht wild – sie wurden künstlich gezüchtet.

Wenn wir das Pflanzenreich im allgemeinen und die durch den Differenzierungsprozeß entstandenen botanischen Familien mit ihren Arten und Unterarten betrachten, erfüllt uns dies mit einem besseren Verständnis und einer höheren Wertschätzung für unseren lebendigen Planeten. In jeder Pflanze ist das Jahrmillionen alte Gedächtnis des Pflanzenreichs, ihrer Familie, ihrer Gattung, ihrer Art gespeichert. All diese Informationen können wir nutzen. Dies ist ein Wunder, das uns mit Ehrfurcht erfüllen sollte.

Die Kreativität der Pflanze

Es sagt viel über die Eigenschaften einer Pflanze aus, welcher botanischen Familie sie angehört. Ähnliche Schlüsse können wir daraus ziehen, in welchem Teil der Pflanze ihre Kreativität am stärksten entwickelt ist und in welchem sie ihr ätherisches Öl produziert.

Bei jeder Pflanze scheint die Kreativität in einem bestimmten Teil besonders ausgeprägt zu sein. Die Lippenblütler und Myrtengewächse produzieren ihre ätherischen Öle hauptsächlich in den Blättern, die Rose in der Blüte, die Zitrusgewächse in der Blüte, der Frucht und den Blättern und die Balsambaumgewächse in ihrer Rinde.

Evolution und Involution

Jede Pflanze durchläuft einen natürlichen Evolutionsprozeß von der physischen Sphäre (Keim und Wurzel) über die Vitalsphäre

(Blätter) zur Astralsphäre (Blüte). Dann findet durch Erschaffung ihrer Frucht oder ihres Samens eine Involution zurück zur physischen Sphäre statt.

In den Wurzeln produzierte ätherische Öle (Engelwurz, Vetiver) scheinen eine sehr stark erdende Energie und nährende Eigenschaften zu besitzen. Sie sind nicht sehr subtil, regen jedoch kräftig die Lebensfunktionen des Organismus (vor allem die Verdauung) an. Bezeichnenderweise werden sie bei Blutarmut empfohlen.

Die Blätter werden dem Vitalkörper der Pflanze zugeordnet. In den Blättern produzierte ätherische Öle (Eukalyptus, Niaouli oder Pfefferminze) besitzen eine starke Pranaenergie und wirken auf das Atmungssystem. Sie stärken den Vitalkörper. Sehr starke Entwicklung des Blattsystems einer Pflanze ist ein Zeichen für ätherische Unausgewogenheit, die sich in Giftigkeit äußern kann (wie bei manchen Doldengewächsen).

Die Blüte ist die höchste Hervorbringung der Pflanze. Nur die spirituell am höchsten entwickelten Pflanzen (wie die Rose) besitzen in diesem Bereich eine voll ausgeprägte Kreativität. Die Erzeugung von Duft ist ein Zeichen für eine starke astrale Aktivität. Obgleich die ätherischen Öle nur in überaus geringen Mengen in den Blüten enthalten sind, ist ihr Duft sehr intensiv. Die Pflanzen mit der stärksten Kreativität in den Blüten bringen selten bedeutende Früchte oder Samen hervor, denn ihre Kreativität ist erschöpft, wenn sie ihre Blüte ausgebildet haben. Solche Düfte sind häufig belebend (Jasmin) oder gar berauschend (Narzisse).

Die ätherischen Öle der Blüten sind sehr subtil, doch überaus schwer zu gewinnen. Oft sind sie von der physischen Sphäre so weit entfernt, daß sie nicht durch Dampfdestillation extrahiert werden können. (Ausnahmen sind Orangenblüten und Rose, denn dies sind besonders ausgewogene Pflanzen, die beide eßbare Früchte hervorbringen: Orangen und Hagebutten.) Die Öle sind sehr temperaturempfindlich, und wenn sie erhitzt werden, lösen sich ihre Moleküle auf. Einige können mit Hilfe von Lösungsmitteln gewonnen werden (Jasmin, Tuberose, Narzisse).

Die in Samen enthaltenen ätherischen Öle gehören wieder ganz der physischen Sphäre an; sie sind weniger exquisit, anspruchsloser, einfacher (Zitrusfrüchte, Anis, Fenchel, Koriander). Sie wirken belebend und kräftigend, vor allem auf das Verdauungssystem (besonders jene Samen, die als Nahrungsmittel oder Gewürze verwendet werden).

Bäume und Sträucher können auch in ihrem Holz Öle produzieren (Sandelholz, Zedernholz). Solche Öle wirken zentrierend und beruhigend. Bei diesen Pflanzen findet der kreative Prozeß im Innern des Holzes statt. Diese Öle können unser Bewußtsein höheren Sphären öffnen, ohne daß wir die Kontrolle verlieren. Sie eignen sich besonders für Rituale, Meditation und Yoga.

Schließlich gibt es noch viele Bäume und Sträucher, die aromatische Harze hervorbringen (Myrrhe, Olibanum, Nadelhölzer, Zistrose). Ihre Öle haben eine starke Wirkung auf das Drüsensystem. Sie regulieren die Produktion von Sekreten und haben hautfreundliche und heilende Eigenschaften (Hautpflege, Wunden, Geschwüre).

Siebentes Kapitel

Ätherische Öle, nach botanischen Familien geordnet

Balsambaumgewächse

(Burseraceae; trockene Hitze)
Ätherische Öle der Familie: Elemi, Myrrhe, Olibanum

Balsambaumgewächse gedeihen in tropischen Wüstengebieten, in denen die starke kosmische Aktivität die Bildung von Harzen und ätherischen Ölen fördert. Weihrauchgewächse (Myrrhe, Olibanum), die charakteristischsten Vertreter dieses Typs, wachsen auf der Arabischen Halbinsel, im extremsten Klima unseres Planeten. Sie sind von einem feinen Dunst ätherischer Öle umgeben, der die Sonne filtert und die Luft um die Pflanzen erfrischt – daher ihre starke entzündungshemmende Wirkung. Die Öle der Balsambaumgewächse sind Mittel gegen das innere Feuer im Körper (Bronchitis, Husten, Rippenfellentzündung, Tuberkulose).

Das Harz quillt aus Einschnitten oder Ritzen in der Rinde oder im Holz. Es hat starke Heilwirkungen bei Wunden und Narben und ist besonders wirksam bei Krankheiten, die mit Sekretion zusammenhängen (Entzündungen der Brust oder der Gebärmutter).

In der Wüste findet keine Verwesung statt, da die Luft zu trocken, die Hitze zu stark ist. Balsambaumgewächse verdichten die Wüstenenergie und zeigen deshalb eine starke fäulnishemmende Wirkung. Sie wirken heilend bei Geschwüren, Gangrän und bei Magen- und Darmbeschwerden, die durch Gärungsprozesse ausgelöst wurden.

Die Wüste ist auch der Ort, an den sich der Mensch, der dem Weltlichen und Überflüssigen entsagen möchte, zurückzieht. Alles ist dort auf das Wesentliche reduziert. Die Betrachtung der endlosen, erstarrten Wellen der Sanddünen inspiriert dazu, sich über die sich ständig wandelnden Wellen des eigenen Geistes zu erheben und sich mit der Unendlichkeit und Ewigkeit zu verbinden. Der starke, beruhigende Duft von Myrrhe und Weihrauch, den der heiße Wüstenwind verbreitet, heilt die tiefsten Wunden und weckt das Verlangen nach Meditation.

Seit uralten Zeiten werden Myrrhe und Weihrauch (Olibanum) als Räucherwerk bei Ritualen und religiösen Zeremonien benützt. Sie haben eine sehr starke beruhigende, tröstliche, stärkende und erhebende Wirkung auf Seele und Geist.
Wirkungsweise
  Kühlend, trocknend, stärkend.
Wirkungsbereich
  Haut, Lunge, Sekretion, Geist, Chakras.
Indikationen
  Entzündungen (Haut, Lunge, Brust, Gebärmutter).

Elemi *(Canarium luzonicum)*

Herkunftsländer: Philippinen, Mittelamerika, Brasilien.

Das Öl des destillierten Harzes ist farblos bis gelblich.

Duft: Angenehm, balsamisch, kampfer-, und weihrauchähnlich.

Wird zur Herstellung von Parfüms und medizinischen Präparaten verwendet.

Elemi gelangte im fünfzehnten Jahrhundert nach Europa und war Bestandteil zahlreicher Balsame, Salben und Einreibemittel. Es ist heute noch im »Fioraventi-Balsam« und in Wundsalben enthalten.

Medizinische Eigenschaften
  und Indikationen
Ähnlich wie bei Myrrhe und Olibanum.

Myrrhe *(Commiphora myrrha)*

Herkunftsländer sind dieselben wie bei Olibanum, außerdem Libyen und Iran.

Destillation des Harzes; das Öl ist gelb bis rotbraun und mehr oder weniger flüssig.

Duft: Angenehm, balsamisch, kampfer-, und weihrauchähnlich, dumpf.

Verwendung zur Herstellung von Parfüms und Kosmetika; läßt sich gut mit vielen anderen Ölen mischen; gute Fixatur.

Die Geschichte der Myrrhe ist mit der des Weihrauchs eng verknüpft. Beide gehörten zu den kostbaren Stoffen, die für Räucherungen, Einbalsamierungen, Salbungen und liturgische Praktiken verwendet wurden. In den ägyptischen Papyri, in den Veden, in der Bibel und im Koran werden die zahlreichen Anwendungsmöglichkeiten von Myrrhe bei Zeremonien, bei der Parfümherstellung und in der Medizin erwähnt.

Myrrhe war Bestandteil vieler Salben, Elixiere und anderer vielseitig wirksamer Heilmittel.

Medizinische Eigenschaften

Lindernd, schleimlösend, adstringierend, lösend. Entzündungshemmend, antiseptisch, fäulnishemmend, Wunden und Narben heilend. Wirkung auf die Schleimhäute. Anregend, tonisierend. Beruhigend.

Indikationen

Entzündungen (Brust, Lunge, Gangrän, infizierte Wunden, Geschwüre). Katarrh (Kopf, Lunge, Magen, Darm). Tuberkulose, Auszehrung, Bronchitis, Husten. Blutungen (Gebärmutter, Lunge). Schwangerschaft, Entbindung.

Olibanum (Weihrauch – *Boswellia carteri*)

Herkunftsländer sind Nordostafrika und Südostarabien (Somalia, Äthiopien, Jemen); die Beschaffung ist in letzter Zeit infolge der politischen Wirren in diesen Ländern schwierig.

Das aus dem Harz destillierte Öl ist farblos oder gelb.

Duft: Balsamisch, kampferähnlich, würzig, holzig, leicht zitrusartig.

Wird zur Herstellung von Kosmetika und Parfüms verwendet; mischt sich gut mit fast allen anderen Düften; gute Fixatur.

Weihrauch war in der Antike eine der teuersten Substanzen und ebenso kostbar wie Gold. Der Handel damit gehörte in einigen arabischen Ländern zu den wichtigsten wirtschaftlichen Aktivitäten, und um die Kontrolle darüber zu erlangen oder zu behalten, wurden viele Kriege geführt. Die Königin von Saba, eine Hauptproduzentin jener Zeit, unternahm eine gefährliche Reise von Somalia nach Israel, um König Salomon zu besuchen und den blühenden Handel damit zu sichern. Weihrauch wurde schon im Altertum in Tempeln verbrannt, vor allem von den Ägyptern und Hebräern, und er wird heute noch von einigen Kirchen bei Ritualen verwendet. Mit dem Weihrauchharz beräucherte man auch Kranke, um die die Krankheit verursachenden bösen Geister auszutreiben. Die Ägypter fügten es ihren Verjüngungssalben bei.

Medizinische Eigenschaften und Indikationen

Ähnlich wie bei Myrrhe. Spezielle Wirkungen bei Brustentzündungen und Erkrankungen der Gebärmutter. Schwangerschaft, Geburtsvorbereitung.

Birke

(*Betula lenta* und *Betula nigra* – Birkengewächse; *Betulaceae*)

Traditionelles Herkunftsland: Nordwesten der Vereinigten Staaten.

Destillation der Rinde; das Öl ist farblos bis gelblich.

Duft: Balsamisch, süß, warm.

Wird bei der Herstellung von Einreibungen und Salben gegen Muskel- und Gliederschmerzen verwendet.

Birkenöl enthält bis zu 98 Prozent Methylsalicylat; deshalb wird das Öl oft mit diesem verfälscht. Es gibt zwei Sorten von Birkenöl: nördliches Birkenöl, hergestellt in Pennsylvania, Vermont und New Hampshire (anscheinend wird dieses Öl heute nicht mehr produziert), und südliches Birkenöl, hergestellt im südlichen Teil der Appalachen.

Immergrünöl hat eine ähnliche Zusammensetzung wie Birkenöl, wird jedoch nicht mehr hergestellt. Bei unter dem Namen Immergrün verkauftem Öl handelt es sich deshalb entweder um Methylsalicylat oder Birkenöl.

Organe

Nieren, Gelenke.

Medizinische Eigenschaften

Harntreibend. Schmerzstillend. Reinigend, ableitend (Lymphsystem).

Indikationen

Rheumatismus, Arthritis, Muskel- und Gliederschmerzen (eins der besten Mittel). Erkrankungen der Nieren und des Harnsystems (Blasenentzündung, Steine, Schleimabsonderung, Ödem). Selbstvergiftung durch ungenügende Ausscheidung von Cholesterin, Harnstoff, Glukose. Hautkrankheiten.

Doldenblütler

(*Umbelliferae*; Pflanzen des Luftelements)

Ätherische Öle dieser Familie

Anis, Engelwurz, Fenchel, Karotte, Koriander, Kreuzkümmel, Kümmel, Liebstökkel.

Andere wichtige Öle: Ammi-Visnaga, Asafötida, Dill, Galbanum, Petersilie, Sellerie.

Charakteristisch für diese Familie ist die außerordentliche Vielgestaltigkeit und Zergliederung der Blätter, die so weit geht, daß diese sich bei Fenchel und Anis in der Luft aufzulösen scheinen. Das Blatt ist das Organ des Zusammenspiels und der Konfrontation von Luft und Wasser, von Licht und Dunkelheit. Das Zusammenspiel von Luft, Licht, Wasser und Erde in diesen überaus stark verzweigten Blättern führt in einem Kontraktionsprozeß zur Ausbildung einer starken Wurzel, die ein Jahr oder länger unter der Erde bleibt. Dieses unterirdische Organ zieht die kosmischen Kräfte in den Boden. Dann wächst schnell und explosionsartig sich ausbreitend die Pflanze, zersplittert sich in das Strahlenbündel der Dolde, und jeder Strahl der Dolde zersplittert sich noch einmal in kleinste Dolden.

Die besondere Beziehung dieser Pflanzenfamilie zum Luftelement zeigt sich auch in ihrer Fähigkeit, Luft in sich einzuschließen – in hohle Stengel, hohle Samen und sogar hohle Wurzelstöcke.

Das Zusammenspiel zwischen dem Ätherkörper der Pflanze und den ihn umgebenden astralen Kräften findet in der Blütenregion statt und kommt in der Farbe und dem Duft der Blüte und in der Nektarbildung zum Ausdruck. Doldenblütler ziehen kosmische Kräfte in sich hinein – in die Blätter, in den Stengel, in die Wurzel. Der Geruch ihrer Aromastoffe ist deshalb schwerer, herber, dichter als Blütendüfte.

Der Fruchtbildungsprozeß beginnt bei den Doldenblütlern bereits in den Blättern und in der Wurzel, und sie gehören deshalb zu den schmackhaftesten Gemüsen (Karotte, Sellerie, Fenchel) und Gewürzen (Petersilie, Koriander, Kerbel, Anis, Kreuzkümmel).

Außer diesem absteigenden Prozeß findet auch ein aufsteigender Prozeß statt, der sich in der Bildung von Schleim- und Gummistoffen ausdrückt, der ebenfalls charakteristisch für diese Familie ist.

Die therapeutischen Wirkungen der Doldenblütler sind somit leicht zu verstehen. Vor allem wirken sie auf das Verdauungssystem (besonders auf die Gedärme). Des weiteren haben sie eine starke Wirkung auf das Sekretions- und Drüsensystem. Schließlich sind sie wertvolle Mittel gegen Erkrankungen der Atmungsorgane. Robert Tisserand schreibt in *Aromatherapy to Heal and Tend the Body*: »Bei Ratten wurde eine Regeneration des Lebergewebes durch ätherische Öle festgestellt, vor allem durch die vier Samenöle: Kreuzkümmel, Fenchel, Sellerie und Petersilie« (die alle zu den Doldenblütlern gehören). Karottenöl wurde erfolgreich als Mittel gegen den Alterungsprozeß der Haut eingesetzt.

Wirkungsweise
Ansammlung, Ausscheidung. Sekretionsfördernd (harntreibend, schweißtreibend, auswurffördernd). Regulierung der mit dem Luftelement zusammenhängenden Körperprozesse (blähungstreibend, krampflösend). Geweberegeneration.

Wirkungsbereich
Verdauungssystem (vor allem Gedärme). Drüsensystem. Atmungssystem.

Indikationen
Verdauungs- und Darmstörungen, Gasansammlungen. Krämpfe (Verdauungs-, Atmungs- und Kreislaufsystem). Störungen der Drüsentätigkeit.

Anis (Pimpinella anisum)

Herkunftsländer: Spanien, Ägypten, Nordafrika, ehemalige Sowjetunion.

Destillation der Samen; das Öl ist gelblich.

Anis wird schon in den Veden und in der Bibel erwähnt und wurde in China, Indien, Ägypten, Griechenland und Rom als eine der wichtigsten Heilpflanzen betrachtet. Pythagoras bezeichnete ihn als ein ausgezeichnetes blähungstreibendes und appetitanregendes Mittel.

Medizinische Eigenschaften

Magenstärkend, blähungstreibend, krampflösend. Allgemein stimulierend (Verdauung, Atmung, Herz). Milchtreibend. Harntreibend. Aphrodisisch. In hohen Dosen betäubend.

Indikationen

Nervöse Verdauungsstörungen, Luftschlucken, Gasansammlung, durch Verdauungsstörungen verursachte Migräne. Zu geringe Milchproduktion (bei stillenden Müttern). Impotenz, Frigidität. Epilepsie.

Im Gegensatz zu den meisten anderen Doldenblütlern bildet der Anis schon im ersten Jahr Blüten und Früchte aus. Nur in einem sehr trockenen Klima können die Früchte voll reifen. In den kleinen Früchten mit dem wäßrig-feurigen Geschmack drückt die Hitze ihre Kräfte aus. Anis besitzt die gleichen medizinischen Eigenschaften wie die meisten anderen Pflanzen dieser Familie, doch seine krampflösende, auswurffördernde Wirkung ist besonders betont und hat sogar ein betäubende Note.

Engelwurz (Angelica archangelica)

Herkunftsländer: Belgien, Frankreich, Polen.

Das Öl wird aus den Samen und Wurzeln gewonnen; es ist fast farblos.

Duft: Balsamisch, angenehm aromatisch, leicht moschusartig.

Verschiedene Arten von Engelwurz wachsen in Nordeuropa; die wichtigsten sind *Angelica sylvestris* (wild) und *Angelica archangelica* (kultiviert). Die Pflanze war bei den Ärzten der Renaissancezeit hochgeschätzt. Paracelsus berichtet, daß sie bei der Pestepidemie im Jahr 1510 in Mailand von großem Nutzen war.

Medizinische Eigenschaften

Reinigend, schweißtreibend. Magenstärkend, verdauungsfördernd, abführend. Stimulierend, kräftigend, im Kopfbereich wirksam, belebend.

Indikationen

Nervöse Störungen des Verdauungssystems (Krämpfe, Luftschlucken, durch Verdauungsstörungen verursachte Migräne). Magenschwäche. Asthenie, Blutarmut, Anorexie, Rachitis, neurovegetative Herzerkrankungen. Lungenkrankheiten (Bronchitis, Grippe, Lungenentzündung, Brustfellentzündung). Gicht (Kompressen, Massage).

Diese stark wuchernde Pflanze des Luftelements (mit hohem Stengel) wächst in feuchtem Boden und in Klimazonen mit kühler Temperatur (wild an Flußufern und Bewässerungskanälen). Es ist eine typische die Ausscheidung fördernde Pflanze. Sie hilft bei der Ausscheidung von Giften und der Reinigung von Blut und Lymphe und regt das Drüsensystem an. Empfehlenswert bei Schwäche und Nervosität, für Genesende und alte Menschen.

Fenchel *(Foeniculum vulgare)*

Herkunftsländer: Spanien, Nordafrika, Indien, Japan.
Destillation der Samen; das Öl ist gelblich.
Geruch: Stark, anisartig, kampferartig.
Vielverwendete Heilpflanze in Indien, Ägypten, China. Wurde im Mittelalter als Schutzmittel gegen Zauberei und böse Geister verwendet.
Medizinische Eigenschaften
Abführend, magenstärkend, blähungstreibend. Menstruationsfördernd, milchtreibend. Harntreibend. Krampflösend.
Indikationen
Verdauungsstörungen, Blähungen, Luftschlucken. Ausbleiben der Menstruation, klimakterische Störungen. Unzureichende Milchproduktion.
Oligurie, Fettleibigkeit, Nierensteine.

Karotte *(Daucus carota)*

Herkunftsländer: Europa, Ägypten, Indien.
Destillation der Samen; das Öl ist gelblich.
Geruch: charakteristisch (karottenartig).
Die Karotte wird seit dem sechzehnten Jahrhundert als blähungstreibendes, harntreibendes und leberwirksames Mittel sowie gegen Hautkrankheiten verwendet.
Medizinische Eigenschaften
Reinigend, leberwirksam. Menstruationsfördernd. Harntreibend.

Indikationen
Gelbsucht, Leber- und Gallenstörungen. Fördert Menstruation und Empfängnis. Hautkrankheiten.

Koriander *(Coriandrum sativum)*

Herkunftsländer: Nordafrika, Spanien, ehemalige Sowjetunion.
Destillation der Samen; das Öl ist gelblich.
Geruch: anisartig, moschusartig, aromatisch.
In ägyptischen Grabkammern gefundene Samen beweisen, daß Koriander bereits zur Zeit Ramses II. verwendet wurde. Theophrast, Hippokrates, Galen und Plinius schreiben ihm stimulierende, blähungtreibende und verdauungsfördernde Eigenschaften zu.
Medizinische Eigenschaften
und Indikationen
Wie alle Doldenblütler verdauungsfördernd, blähungtreibend, krampflösend. In hohen Dosen betäubend.

Kreuzkümmel *(Cuminum cyminum)*

Herkunftsländer: Nordafrika, Ferner Osten.
Destillation der Samen; das Öl ist gelblich.
Geruch: bitter, anisartig, aromatisch.
Der Kreuzkümmel stammt aus Ägypten und ist eng verwandt mit dem Koriander. Er wird im Mittleren Osten traditionell als Gewürz verwendet und ist ein Bestandteil von Curry. Ein ausgezeichnetes verdauungsförderndes Mittel, das jedoch mit Vorsicht verwendet werden sollte, da es Hautreizungen hervorrufen kann.

*Medizinische Eigenschaften
und Indikationen*

Wie alle Doldenblütler verdauungsfördernd, blähungstreibend, krampflösend.

Kümmel *(Carum carvi)*

Herkunftsgebiet: Nordeuropa.
Destillation der Samen; das Öl ist gelblich.
Kümmel wird in Nordeuropa und in den arabischen Ländern als Gewürz verwendet. Er hat ähnliche medizinische Eigenschaften wie Anis.

Medizinische Eigenschaften

Blähungstreibend. Krampflösend. Allgemein anregend (Verdauung, Atmung, Herz). Harntreibend.

Indikationen

Verdauungs- und Darmstörungen. Luftschlucken. Blähungen. Gärungen im Magen-Darm-Bereich. Nervöse Dyspepsie und dadurch verursachte Migräne. Krätze, Räude (bei Hunden; siehe Valnet).

Liebstöckel *(Levisticum officinalis)*

Herkunftsländer: Frankreich und Belgien.
Destillation der Wurzeln; das Öl ist gelblich.
Geruch: moschusartig, erdig.

Medizinische Eigenschaften

Die Darm- und Nierentätigkeit anregend. Harntreibend. Ausscheidungsfördernd, entgiftend.

Indikationen

Nieren- und Blasenkrankheiten (Blasenentzündung, Nierenentzündung, Ausscheidung von Eiweiß im Urin). Wasseransammlungen, Ödeme. Gärungen im Magen-Darm-Bereich.

Geranie

(Pelargonium graveolens und roseum;
Storchschnabelgewächse – *Geraniaceae)*
Herkunftsländer: Réunion, Komoreninseln, Ägypten, Marokko.
Destillation der Pflanze; das Öl ist grünlich-gelb.
Geruch: scharf, süß, rosenartig (im reinen Zustand fast zu scharf, doch bei Verdünnung sehr angenehm).

Häufig verwendet bei der Herstellung von Parfüms und Kosmetika; sehr gut zur Mischung mit Rose, Zitrusölen und fast allen anderen Ölen geeignet.

In alten Kräuterbüchern wird das Ruprechtskraut *(Geranium robertianum)* erwähnt, das wild in gemäßigten Zonen wächst. Diese Pflanze ist eine völlig andere als die zur Gewinnung von ätherischen Ölen verwendete Geranie *(Pelargonie)*. Beide gehören zur gleichen botanischen Familie, haben jedoch verschiedene Eigenschaften.

Vor kurzem wurde entdeckt, daß die Geranienarten Chemotypen enthalten, die bisher nicht auf kommerzieller Basis destilliert wurden, darunter Thymole und Carvacrole, deren scharfer, beißender Geruch sich von dem des süß duftenden Rosengeraniums, das die meisten kennen, stark unterscheidet. Dies scheint auf eine starke Anpassungsfähigkeit und damit auf Eigenschaften hinzudeuten, die das Immunsystem stärken.

Organe

Nieren

Medizinische Eigenschaften

Adstringierend, blutungshemmend, wundheilend, antiseptisch. Antidiabetisch, harntreibend. Die Adrenalinproduktion steigernd. Insektenvertreibend.

Indikationen

Diabetes, Nierensteine. Adrenalinmangel. Mandel- und Halsentzündung. Blutungen. Verbrennungen, Wunden, Geschwüre. Hautkrankheiten, Hautpflege. Nervosität, Depression.

Gräser

(Die nährenden Pflanzen – *Graminae*)

Ätherische Öle: Geraniumgras, Lemongras, *Litsea cubeba,* Vetiver, Zitronellgras.

Die meisten den Boden bedeckenden Pflanzen gehören zur Familie der Gräser. Sie sind von den Polen bis zum Äquator verbreitet, kommen in Sümpfen und Wüsten vor und sind erstaunlich anpassungsfähig und mannigfaltig. Ihre Fähigkeit, fast allein riesige Gebiete zu bedecken, deutet auf ihre einzigartige Stärke. Diese Stärke liegt in dem mächtigen Wurzelsystem, einem komplizierten Netzwerk, das sich fast vollkommen mit der Erde verbindet. (Wenn Gärtner heutzutage einen Rasen anlegen, breiten sie eine Art Teppich auf den Boden, der sowohl Pflanzen als auch Erde enthält.) Der über diesem dichten Wurzelsystem in die Luft ragende Teil der Gräser ist nach einem linearen Prinzip geformt: die Blätter sind lang und schmal, die Stengel gerade. Auch die Blüten (Ähren) gehorchen diesem Prinzip.

Diese Familie wendet nicht viel Energie für die Ausbildung von Blüten auf – sie widmet sich ganz einem anderen Ziel: Die Gräser sind vor allem nährende Pflanzen. Ihre Blätter und Samen sind ein Geschenk an die Tierwelt: sie versorgen die Pflanzenfresser mit Gras, Nagetiere, Vögel und Menschen mit Getreidekörnern (Weizen, Reis, Mais, Gerste oder Hafer).

Die Familie besitzt die Fähigkeit, Düfte zu entwickeln. Denken Sie nur an den Geruch frischgeschnittenen Grases! Doch im allgemeinen bleibt dies eine Potenz, ein nicht vollausgeprägter Duft. Nur in den Tropen hat sich diese Fähigkeit bei einigen Arten voll entwickelt. Lemongras, Zitronellgras, *Litsea cubeba* und Geraniumgras haben einen frischen, grünen, zitronenartigen, leicht rosenähnlichen Duft. Bei Vetiver sind die ätherischen Öle in den Wurzeln enthalten.

Geraniumgras (Cymbopogon martini)

Herkunftsländer: Indien, Afrika, Komoreninseln, Madagaskar.

Destillation der Pflanze; das Öl ist gelb.

Geruch: Frisch, rosenartig.

Wird zur Herstellung von Parfüms und Kosmetika verwendet (und zur Verfälschung von Rosenöl, einem der teuersten ätherischen Öle).

Medizinische Eigenschaften

Antiseptisch, das Zellenwachstum anregend, wasserbindend. Fiebersenkend. Verdauungsfördernd.

Indikationen

Hautpflege: Falten, Akne (stellt die physiologische Ausgewogenheit der Haut wieder her; hat eine rasche beruhigende und erfrischende Wirkung). Verdauungsschwäche.

Lemongras (Cymbopogon citratus)

Herkunftsländer: Indien, Mittelamerika, Brasilien.

Aus *Cymbopogon flexuosus* wird ein ätherisches Öl gewonnen, das auch »Indisch Verbena« genannt wird. (Es handelt sich nicht um das echte Verbenaöl, das zehnmal teurer ist.)

Destillation der Pflanze; das Öl ist gelb bis rotbraun.

Geruch: Frisch, zitronenartig, feiner als Zitronellgras.

Wird bei der Seifen- und Parfümherstellung verwendet.

In der Tierheilkunde Mittel gegen Parasiten und Verdauungsstörungen.

In Indien ein traditionelles Mittel gegen Infektionskrankheiten, Fieber und Cholera.

Medizinische Eigenschaften

Anregung des Verdauungssystems (magenwirksam, blähungstreibend, verdauungsfördernd). Antiseptisch. Harntreibend. Insektenvertreibend.

Indikationen

Verdauungsstörungen (Verdauungsschwäche, Koliken, Blähungen). Desinfektion, Desodorierung. Läuse, Krätze.

Litsea cubeba

Herkunftsland: China.

Destillation der Pflanze; das Öl ist gelb.

Geruch: Frisch, grün, zitronenartig.

Wird zur Herstellung von Parfüms, Seifen, Desodorants und sanitären Produkten verwendet.

Litsea cubeba ist eng mit Zitronell- und Lemongras verwandt, hat jedoch einen viel angenehmeren Geruch. Es wird noch nicht lange in der Aromatherapie verwendet und vor allem mit anderen Ölen gemischt (besonders zur Zerstäubung). Es verleiht jeder Mischung eine angenehme frische, zitronenartige Hauptnote.

Medizinische Eigenschaften und Indikationen

Wie bei Lemongras.

Vetiver (Andropogon muricatus)

Herkunftsländer: Komoreninseln, Karibische Inseln, Réunion.

Das Öl wird aus den Wurzeln gewonnen; es ist dunkelbraun und sehr dickflüssig.

Geruch: Intensiv, holzig (erinnert leicht an Tabak oder Salbei), moschusartig, sandelholzartig.

Wird hauptsächlich zur Herstellung von Parfüms und Kosmetika verwendet; eine gute Fixatur.

Indikation

Arthritis.

Bei Vetiver werden die Aromastoffe in der Wurzel gebildet, in denen die Kraft der Gräser liegt. In seinem Duft drücken sich in der Geruchssphäre die Potenzen aus, welche die

Gräser im allgemeinen in der Nahrungs-
sphäre zum Ausdruck bringen. Der charakteristische erdige, realistische, fast materialistische Geruch hängt eindeutig mit dem nährenden Aspekt der Familie zusammen, während
die moschusartige Note an den Zusammenhang mit dem Tierreich gemahnt.

Gräser liefern die heiligsten Nahrungsmittel des Pflanzenreichs: Weizen, Reis und
Mais – Geschenke der Götter an die Menschen. Vetiver drückt diesen Hauptaspekt der
Gattung durch seine sandelholzartige Note
aus, die inspirierend und erhebend wirkt.

Zitronellgras *(Cymbopogon nardus)*

Herkunftsländer: China, Malaysia, Sri
Lanka, Mittelamerika.

Destillation der Pflanze; das Öl ist gelb.

Geruch: Frisch, grün, zitronenartig.

Wird zur Herstellung von Seifen, Desodorants, Insektenvertilgungsmitteln und sanitären Produkten verwendet. Nur wenig Verwendung bei der Parfümherstellung. Ein in
der chinesischen Küche gebräuchliches Gewürz.

*Medizinische Eigenschaften und
Indikationen*

Desinfektion von Räumen, Insektenvertil-
gung.

Ingwer

(Zingiber officinale;
Ingwergewächse – *Zingiberaceae)*

Herkunftsländer: China, Indien, Malaysia.

Destillation des Wurzelstocks; das Öl ist
hell- bis dunkelgelb.

Geruch: Charakteristisch (kampferartig,
aromatisch, zitrusartig).

Wird in den fernöstlichen Ländern (vor
allem in Indien, China und Japan) zur Herstellung pharmazeutischer Präparate verwendet. Verbreitete Anwendung in der Nah-
rungsmittel- und Getränkeindustrie.

Seit Jahrtausenden werden in Indien und
China die hervorragenden medizinischen
und kulinarischen Eigenschaften des Ingwers
genutzt. In der Makrobiotik und in der chinesischen Medizin gilt er heute noch als wichti-
ges Heilmittel. Dioskurides empfiehlt ihn gegen Verdauungs- und Magenschwäche. Im
Mittelalter betrachtete man ihn als tonisierend, stimulierend und fiebersenkend. Er ist
ein Bestandteil des »Fioraventi-Balsams«.

Organe

Verdauungssystem

Medizinische Eigenschaften

Tonisierend, stimulierend. Magenwirksam, blähungstreibend. Schmerzstillend.
Mittel gegen Skorbut.

Indikationen

Störungen des Verdauungssystems (Dyspepsie, Blähungen, Appetitlosigkeit). Impotenz. Rheumatische Schmerzen.

Jasmin

(Jasminum officinalis)

Herkunftsländer: Südfrankreich, Nordafrika (Ägypten, Tunesien, Marokko), Indien.

Jasminöl wird nicht durch Destillation gewonnen, sondern durch Enfleurage oder Extraktion mittels eines Lösungsmittels (siehe Drittes Kapitel). Bei der Enfleurage werden frische Blüten auf eine Mischung aus Fetten (gewöhnlich aus Schweinefett, Rinderfett und Pflanzenölen) gelegt. Das Fett nimmt den von der Blüte ausgeströmten Duft auf. Die alten Blüten werden jeden Tag entfernt und durch frische ersetzt. Das durch diesen Prozeß entstehende Produkt nennt man Pomade. Die Pomade wird in Alkohol gewaschen, um die Fette zu entfernen, und der Alkohol wird durch Vakuumdestillation entzogen.

Enfleurage ist sehr zeitaufwendig, und nur noch wenige Produzenten wenden diese Methode an. Heute werden die Fette durch ein Lösungsmittel (Hexan, ein Petroleumderivat) ersetzt.

Jasminöl ist braun und ziemlich dickflüssig.

Geruch: Intensiv, süß, wärmend, langanhaltend, erfrischend, stark exotisch.

Es läßt sich gut mit Rose, Orangenblüte, Bergamotte, Bitterorangenblätter, Sandelholz, Zitrusölen, Geraniumgras, Geranie und Rosenholz mischen.

Zusammen mit Orangenblüte (Neroli) und Rose ist Jasmin eins der »edelsten« zur Parfümherstellung verwendeten Öle. Da es auch eins der teuersten ist, wird es sehr oft verfälscht.

Medizinische Eigenschaften

Aphrodisisch; das Sexualchakra anregend. Antidepressiv. Geburtsvorbereitung.

Indikationen

Impotenz, Frigidität. Angst, Depression, Lethargie, Mangel an Zuversicht. Nachgeburtliche Depressionen.

Wenn Rose das Öl der Liebe ist, dann kann man Jasmin als das Öl der Erotik bezeichnen. Als solches war es in früheren Zeiten in Indien und in den arabischen Ländern sehr beliebt. Es inspirierte arabische Dichter zu leidenschaftlichen, sinnlichen Liebesliedern. Im Harem nahm die Lieblingsfrau des Herrschers ein nach Jasmin duftendes Bad und ließ sich mit Jasminöl massieren, um ihren Liebhaber in sinnliche Ekstase zu versetzen.

Der sinnliche Duft macht Jasmin zum besten Aphrodisiakum, das die Aromatherapie zu bieten hat. Es sollte jedoch nicht als bloßes sexuelles Anregungsmittel betrachtet werden. Jasmin löst Hemmungen, beflügelt die Phantasie und versetzt in eine heitere, ausgelassene Stimmung. Die volle Kraft von Jasmin können nur wirklich Liebende erfahren, denn es führt über die körperliche Liebe hinaus und setzt bei Mann und Frau die volle sexuelle Energie frei. Es ist das beste stimulierende Mittel für das Sexualchakra und ist für jede Art von Kundaliniarbeit zu empfehlen.

Korbblütler

(*Compositae;* Realisierung, Organisation, Struktur)

Ätherische Öle dieser Familie:
Beifuß, Estragon, Immortelle, Kamille.
Andere wichtige Öle:
Arnika, Ringelblume (Calendula), Rainfarn, Schafgarbe, Wermut.

Charakteristisch für die Korbblütler ist ihr Blütenstand, eine Ansammlung kleiner Blüten, die eine Einheit bilden. Diese einfache Grundstruktur ist solch reicher Abwandlung fähig, daß aus ihr etwa 800 Gattungen mit 13 000 Arten hervorgehen konnten, so daß die Korbblütler die größte Pflanzenfamilie darstellen.

Im Gegensatz zu den Orchideen, einer anderen großen Familie mit einer erstaunlichen Blütenvielfalt, die jedoch seltene Einzelpflanzen sind, wachsen die Korbblütler auf der ganzen Erde in großen Gemeinschaften. Sie gedeihen in fast allen Erdzonen mit Ausnahme des hohen Nordens und der Tropenwälder, von der Meeresküste bis zum Berggipfel, von der Wüste bis zum Sumpf, bevorzugen jedoch offene, weit dem Licht geöffnete Räume wie Wiesen und Steppen.

Sie sind sehr anpassungsfähig, stark dem Licht verbunden und leben hauptsächlich in der Blütensphäre. Da in ihnen die ätherischen und astralen Kräfte völlig ausgewogen sind, ist die Heilwirkung der Pflanzen dieser Familie von großer Vielfalt.

Beifuß
(Artemisia vulgaris, Artemisia herba alba)

Herkunftsländer: Marokko, Nordafrika.
Destillation der ganzen Pflanze; das Öl ist gelblich-braun.
Geruch: Stark aromatisch, leicht moschusartig.

Der Beifuß, benannt nach der Göttin Artemis (oder Diana), der Beschützerin der Jungfrauen, galt im Altertum als spezifisches Mittel zur Regulierung der weiblichen Periode. Überdies war er eine Zauberpflanze, die angeblich übersinnliche Fähigkeiten verstärkt.

Organe
Weibliche Genitalien.

Medizinische Eigenschaften
Menstruationsfördernd (in hohen Dosen abtreibend). Die weibliche Periode regulierend. Krampflösend. Den Gallenfluß fördernd, stärkend, verdauungsfördernd. Wurmtreibend.

Indikationen
Menstruationsstörungen (Ausbleiben der Regel, zu starke oder zu schwache Blutungen). Hysterie, Krämpfe, Epilepsie, nervöses Erbrechen. Spulwürmer, Madenwürmer.

Estragon (Artemisia dracunculus)

Herkunftsländer: Frankreich, Vereinigte Staaten, Belgien.
Destillation der Pflanze; das Öl ist fast farblos.
Geruch: anisartig, aromatisch.

Medizinische Eigenschaften
Anregung des Verdauungssystems (Magen und Darm). Krampflösend. Blähungstreibend, abführend. Wurmtreibend.

Indikationen
Dyspepsie, Schluckauf. Dystonie. Luftschlucken, Gärungsprozesse. Darmparasiten.

Immortelle *(Helicrysum italicum)*

Herkunftsländer: Südfrankreich, Italien, Jugoslawien.

Destillation der Pflanze; das Öl ist gelblich. Geruch: Stark aromatisch.

Immortelle wird noch nicht lange in der Aromatherapie verwendet. Mein Freund Gilles Garcin, mit dem ich oft wilden Lavendel in den französischen Alpen destillierte, war möglicherweise der erste, der aus dieser Pflanze ätherisches Öl für die Aromatherapie destillierte (übrigens mit Henri Viauds Destillationsanlage). Es hat sich als sehr wirksam bei der Wundbehandlung erwiesen.

Medizinische Eigenschaften
Entzündungshemmend (laut Kurt Schnaubelt noch wirksamer als blaue Kamille). Zellregenerierend.

Indikationen
Blutungen. Wunden und Verletzungen.

Kamille *(Anthemis nobilis, Anthemis mixta, Chamomilla mixta, Chamomilla matricaria, Ormenis multicolis)*

Herkunftsländer: Frankreich, Marokko, Spanien, Ägypten.

Destillation der Blüten; das Öl von *Anthemis nobilis* (römische Kamille) und *Anthemis mixta* (wilde Kamille) ist gelb, das Öl von *Chamomilla matricaria* (deutsche Kamille) hellblau und das Öl von *Ormenis multicolis* (blaue Kamille) dunkelblau (infolge des Azulengehalts).

Geruch: Erfrischend, aromatisch.

Wird bei der Herstellung von Parfüms, Kosmetika und pharmazeutischen Präparaten verwendet.

Die Kamille ist eine der ältesten Heilpflanzen und war bei den Ägyptern wegen ihrer fiebervertreibenden Eigenschaften der Sonne geweiht. Man betrachtete sie als den Arzt der Pflanzen und glaubte, daß sie die anderen Pflanzen gesund hält.

Das Interesse an der Kamille wurde kürzlich wiedererweckt, als man entdeckte, daß sie Azulen enthält, eine entzündungshemmende Substanz, die nicht in der Blüte vorhanden ist, sondern sich erst bei der Destillation bildet.

Viele verschiedene, in der ganzen Welt verbreitete Pflanzenarten werden Kamille genannt. In der Kräuterheilkunde werden am häufigsten die römische Kamille *(Anthemis nobilis)* und die deutsche Kamille *(Chamomilla matricaria)* verwendet. Das »Chamomilla mixta« oder »Wilde Kamille« genannte Öl wird aus wildwachsenden Pflanzen in Südspanien und Marokko destilliert, das der blauen Kamille in Marokko und Ägypten. Eine nach Ananas riechende Kamille wächst in den Vereinigten Staaten. Soviel mir bekannt ist, wurde daraus bisher kein Öl destilliert. In verschiedenen Teilen der Welt wachsen noch andere Kamillearten, deren Anwendung jedoch örtlich beschränkt ist.

Römische Kamille ist ein Öl mit ausgezeichneten beruhigenden und lindernden Eigenschaften und ein gutes Mittel zur Anregung der Leber.

Chamomilla matricaria (in Deutschland früher auch »Mutterkraut« genannt) ist vor allem bei Frauenkrankheiten angezeigt.

Die unterschiedlichen Eigenschaften der Kamillearten sind in den Registern angeführt.

Medizinische Eigenschaften

Entzündungshemmend (vor allem deutsche Kamille). Krampflösend, leicht nervenberuhigend (Kinder), antidepressiv. Menstruationsfördernd. Blutbildend. Fiebersenkend, schweißtreibend. Leber und Galle anregend. Antiseptisch. Schmerzstillend. Die Vermehrung der Leukozyten fördernd. Wunden und Narben heilend. Örtlich gefäßverengend.

Indikationen

Infektionskrankheiten, Fieber. Blutarmut. Entzündungen. Migräne, Depression, Kopfschmerzen, Krämpfe, Schlaflosigkeit, Schwindel, Gereiztheit, Hysterie. Menstruationsstörungen, Scheidenentzündung, Scheidenjucken. Leber- und Gallestauung. Schmerzhafte Verdauungsstörungen, Verdauungsstörungen bei Kindern, Magenschmerzen, Gastritis. Magen- und Darmgeschwüre. Koliken, Dickdarmentzündung. Neuralgie, Rheumatismus. Beschwerden während des Zahnens, Zahnschmerzen, Zahnfleischentzündung. Ohrenschmerzen. Wunden, Verbrennungen, Geschwüre, Nesselausschlag, Dermatitis, Hautkrankheiten, Hautpflege. Blennerrhöe (eitrige Schleimabsonderung). Starke

Wirkung auf die Psyche und das Nervensystem (Erregung, Überempfindlichkeit, Wutanfälle bei Kindern).

Deutsche Kamille wird besonders bei Frauenkrankheiten empfohlen (schmerzhafte oder unregelmäßige Periode, starker Blutverlust).

Die ganze Pflanze hat etwas Luftiges, Strahlendes; jeder Strahl trägt am Ende eine weiße und goldene Blüte mit einem gewölbten Blütenboden, der einen Lufttropfen umschließt. Diese Blüte gleicht einer milden, gedämpften Flamme. Die Kamille liebt das Licht; sie wächst an Wegrändern, auf freien Feldern und leichtem, sandigem Boden. Auf ihrer Hinneigung zum Luftelement und ihrer besonderen Verbindung zur Astralsphäre beruht die starke Heilwirkung der Kamille bei abnormer Belastung des menschlichen Organismus durch astrale Einflüsse. Sie hat eine wohltätige Wirkung bei Krämpfen, Koliken, Überempfindlichkeit, Menstruationsstörungen und Nervenschmerzen.

Lippenblütler

(*Labiatae*; Pflanzen der Wärme)

Ätherische Öle dieser Familie: Basilikum, Lavendel, Lavandin, Majoran, Melisse, Minze, Origano, Patschuli, Rosmarin, Salbei, Thymian, Ysop.

Während Heilpflanzen in den meisten Familien Ausnahmen sind, besitzen alle Lippenblütler heilende Wirkungen, was auf ihre besondere Beziehung zum Menschen hindeutet. Dies liegt an dem außerordentlichen Einfluß, den die kosmische Kraft der Wärme auf diese Familie hat. Diese Wärme drückt sich in der Bildung ätherischer Öle aus.

Die Lippenblütler haben eine besondere Vorliebe für freie, offene Fluren, trockene, steinige Hänge und sonnige Bergrücken. Hier wachsen ihre charakteristischen Arten (Lavendel, Rosmarin, Salbei, Thymian). Sie bevorzugen die von tropischer Hitze wie von Kälte weit entfernten mittleren Klimazonen wie etwa die Länder um das Mittelmeer.

Viele Lippenblütler sind Küchengewürze, was auf ihre Verbindung mit den Verdauungsprozessen hindeutet. Ihr Geruch ist belebend, kräftigend, feurig, stark anregend. In dieser Familie gibt es keine sanften, dumpfen, berauschenden oder betäubenden Düfte.

Schließlich besitzen manche Lippenblütler (Basilikum, Pfefferminze, Rosmarin, Thymian) die Fähigkeit, Chemotypen zu bilden (siehe Viertes Kapitel). Dies deutet auf eine starke Anpassungsfähigkeit hin, worauf die das menschliche Immunsystem stärkenden Wirkungen dieser Pflanzen beruhen dürften. (Eine andere Pflanze, die viele Chemotypen bildet und das Immunsystem stimuliert, ist die Geranie.)

Wirkungsweise

Wärmend, stimulierend (Vitalzentren, Stoffwechsel). Dämpfende Wirkung auf überaktiven Astralkörper; bringt ihn wieder unter Kontrolle der Vitalzentren.

Wirkungsbereich

Organisation der Vitalzentren: Stoffwechsel, Verdauung, Atmung, Blutbildung.

Indikationen

Schwäche der Vitalzentren (Blutarmut, Verdauungsstörungen, Atembeschwerden,

Diabetes). Empfehlenswert für Menschen, die intensiv mit übersinnlichen Kräften arbeiten (Heiler, Medien). Ihre Lebensenergie wird gestärkt und einer Verausgabung vorgebeugt.

Basilikum *(Ocymum basilicum)*

Herkunftsländer: Indien, Ägypten, Komoreninseln, Réunion.

Destillation der Pflanze; das Öl ist gelb.

Geruch: Angenehm, anisartig, mit einer minzeartigen Note.

Verwendung bei der Herstellung von Parfüms wegen seiner hervorstechenden grünen Note; mischt sich gut mit Bergamotte und Geranie.

Es gibt verschiedene Chemotypen von Basilikum (sogar ein Zimtbasilikum); am häufigsten verwendet werden der Methylchavicol-Typ (Réunion und Komoreninseln) und der Eugenol-Typ.

Basilikum ist eine der heiligen Pflanzen Indiens, wo sie Vishnu geweiht ist, und sie wird häufig in der ayurvedischen Medizin verwendet. Die Wirkungen auf das Verdauungs- und Atmungssystem sind sowohl in der indischen wie in der abendländischen Medizin bekannt.

Organe

Neurovegetatives System, Atmungssystem.

Medizinische Eigenschaften

Nervenstärkend, krampflösend, wirksam im Kopfbereich. Magenstärkend, darmreinigend. In hohen Dosen betäubend.

Indikationen

Geistige Erschöpfung, Migräne, Schlaflosigkeit, Depression. Dyspepsie, Magenkrämpfe. Darmvergiftungen. Erleichtert die Geburt und das Stillen.

Lavendel (Lavandula officinalis)

Eins der wertvollsten ätherischen Öle.

Herkunftsländer: Frankreich, Spanien, ehemalige Sowjetunion.

Destillation der Blüten; das Öl ist klar, gelblich-grün.

Geruch: Frisch, klassisch, beruhigend.

Beste Sorte: »Lavendel fein«; andere: »Mayette«, »Materonne«.

Lavendel war bei den Römern ein beliebter Aromastoff zur Zubereitung von Bädern (das Wort leitet sich vom lateinischen *lavare* ab). Dioskurides, Plinius und Galen erwähnen ihn als stimulierendes, tonisierendes, magenwirksames und blähungstreibendes Mittel. Er wurde schon immer zur Herstellung von Parfüms verwendet, mischt sich gut mit einer großen Zahl ätherischer Öle und fügt jedem Präparat eine leichte blumige Note hinzu.

Medizinische Eigenschaften

Beruhigend, schmerzstillend, krampflösend, antidepressiv. Antiseptisch, heilend. Die Zellenregeneration fördernd. Harntreibend, antirheumatisch. Insektenvertreibend.

Indikationen

Erkrankungen der Atmungsorgane (Asthma, Bronchitis, Katarrh, Grippe, Keuchhusten, Halsinfektionen). Nebenhöhlenentzündung. Migräne, Depression, Krämpfe, nervöse Spannung, Ohnmacht, Schlaflosigkeit, Neurasthenie, Herzklopfen. Infektionskrankheiten. Hautkrankheiten (Abszeß, Akne, Dermatitis, Ekzem, Läuse, Schuppenflechte). Verbrennungen, Wunden. Leukorrhöe. Blasenentzündung, Schleimabsonderung. Insektenstiche.

Im Gegensatz zur Feurigkeit des Rosmarins strahlt der Lavendel eine sanfte, edle Ruhe aus. Seine blauen Blüten sitzen an den Enden eines kerzenleuchterartigen Sprosses; sie verströmen einen reinen, besänftigenden Duft, der zu den schönsten Gerüchen gehört.

Die beste Qualität wächst in über tausend Meter Höhe auf den sonnigen Hängen der Seealpen bis hinauf zu den Bergesgipfeln. Lavendel liebt die Luft, das Licht, die Wärme. Er wirkt beruhigend auf den Astralkörper, stärkt und besänftigt das Nervensystem und hat eine wohltuende Wirkung auf die Atmungsorgane.

Lavendel (Lavandula spica)

Lavandula spica wächst in Höhen über siebenhundert Metern. Sein ätherisches Öl enthält etwas Kampfer und wirkt beruhigend auf das zentrale Nervensystem. Er wird auch als Insektenbekämpfungsmittel und in der Tiermedizin verwendet.

Lavandin
(Lavandula fragrans, delphinensis)

Die Lavandine sind Hybriden von *Lavandula officinalis* und *Lavandula spica*; ihre ätherischen Öle haben einen niedrigeren Estergehalt und enthalten etwas Kampfer. Sie haben einen weniger edlen Geruch als Lavendel und ähnliche, doch nicht so ausgeprägte medizinische Eigenschaften.

Hauptsorten: »Super« und »Abrialis« (die beste), »Grosso«.

Sie werden in der Tiermedizin als Antiseptika und Wundheilmittel angewendet sowie bei Dermatitis und Krätze.

Majoran (Origanum majorana, Majorana hortensi) Auch wilder spanischer Majoran *(Thymus mastichina)*.

Herkunftsländer: Spanien (wilder spanischer Majoran), Ägypten, Nordafrika, Ungarn.

Destillation der blühenden Pflanze.

Geruch: Süß, beruhigend.

Wird zur Herstellung von Parfüms und Kosmetika verwendet; mischt sich gut mit Lavendel und Bergamotte.

Majoran wurde im alten Ägypten angebaut. Die Griechen und Römer flochten aus ihm Kränze für Brautpaare. Der Sage zufolge pflückte Aphrodite, die Göttin der Liebe und Fruchtbarkeit, im Ida-Gebirge Majoran, um die Wunden des Äneas zu heilen. Dioskurides empfiehlt es zur Stärkung und Erwärmung der Nerven, Plinius gegen Verdauungsstörungen und Magenschwäche, und Culpepper lobt seine wärmenden und beruhigenden Wirkungen.

Organe
Peripheres Nervensystem.

Medizinische Eigenschaften
Krampflösend, beruhigend, schmerzstillend, sexuell dämpfend. Blutdrucksenkend, gefäßerweiternd. Verdauungsfördernd. In hohen Dosen betäubend.

Indikationen
Krämpfe (Magen, Atmungssystem), Schlaflosigkeit, Migräne, nervöse Spannungen, Neurasthenie, Angst. Zu hoher Blutdruck. Verdauungsstörungen, Blähungen. Arthritis, rheumatische Schmerzen.

Majoran liebt weniger Berge und Felsen, sondern eher leichten, warmen Gartenboden. Die Pflanze ist wohlgeformt und zierlich und hat kleine, runde, weiche, samtige Blätter und liebliche, kleine weiße Blüten, die sich fast zwischen den Blättern verstecken. Sein milder Duft wirkt wärmend und beruhigend – daher seine wohltätigen Wirkungen auf das Nervensystem, Majoran wirkt auch wärmend auf den Stoffwechsel und auf die Geschlechtsorgane.

Melisse (Melissa officinalis)

Herkunftsland: Frankreich.

Destillation der Pflanze.

Geruch: Frisch, zitronenartig, sehr angenehm.

Die Melisse (in Frankreich auch *citronelle* genannt) enthält sehr wenig ätherisches Öl (etwa 0,05 Prozent). Man hatte die Produktion deshalb fast eingestellt, bis einige französische Hersteller sie Ende der achtziger Jahre wieder zu destillieren begannen. Das Öl ist sehr teuer und wird deshalb häufig verfälscht (vor allem mit Lemongras, Zitronellgras und *Litsea cubeba*). Auch in der Zeit, als man es nicht herstellte, wurde (vor allem in England) sogenanntes Melissenöl zu einem Bruchteil der Herstellungskosten echten Melissenöls angeboten. In der gesamten Welt wurden 1988 weniger als fünfzig Pfund Melissenöl produziert, jedoch weit über tausend Pfund verkauft. Ein Wunder der modernen Technologie!

Patricia Davis warnt in ihrem ausgezeichneten Buch *Aromatherapy: An A–Z* vor möglichen Hautreizungen bei äußerlicher Anwendung von Melissenöl. Man muß sich fragen, ob sie echtes Melissenöl benutzte, denn der größte Teil des im Handel befindlichen Melissenöls ist verfälscht.

Minzen (Flohminze, Grüne Minze, Pfefferminze)

Als sich Pluto in die Nymphe Mintha verliebte, verwandelte Proserpina, seine eifersüchtige Frau, diese in die Pflanze, die nach ihr benannt wurde. Plinius schreibt: »Der Duft von Minze weckt den Geist, und ihr Geschmack regt den Appetit und den Magen an.« Ihre stärkenden und stimulierenden Eigenschaften haben römische und griechische Ärzte bestätigt.

Es gibt etwa zwanzig Arten der Gattung *Mentha*, die auf der ganzen Welt wachsen. Sie lieben viel Licht und tiefe, feuchte Böden. In diesen Pflanzen kämpft das Wärmeprinzip mit dem gegenteiligen Prinzip des Kühlen und Feuchten, und daraus ergibt sich die wärmende, anregende Heilwirkung, die Stauungen, Krämpfe und Schwellungen löst, die Menstruation fördert und die Manneskraft stärkt. Die Minzen haben auch belebende, erfrischende und beruhigende Eigenschaften.

Gemeinsame medizinische Eigenschaften der Gattung Mentha
Stimulierung des Nervensystems, kräfti-gend, krampflösend. Magenwirksam, verdauungsfördernd, blähungstreibend. Leber- und galleanregend. Schleimlösend. Menstruationsfördernd. Fieberbekämpfend. Antiseptisch.

Indikationen
Magenschmerzen, Dyspepsie, Übelkeit, Blähungen, Erbrechen. Geistige Erschöpfung, Migräne, Kopfschmerzen, Ohnmacht, Neuralgie. Störungen der weiblichen Periode. Leberbeschwerden. Erkältung, Husten, Asthma, Bronchitis. Neuralgie.

Flohminze (Mentha pelugium)

Herkunftsländer: Spanien, Nordafrika.
Destillation der Pflanze.
Geruch: Pfefferminzähnlich, aber schärfer.
Spezifische medizinische Eigenschaften und Indikationen
Amenorrhöe (Vorsicht: Flohminze wirkt in hohen Dosen abtreibend). Milzwirksam.

Grüne Minze (Mentha viridis)

Der Geruch von grüner Minze ist dem von Pfefferminze sehr ähnlich, doch frischer und weniger scharf. Die Heilwirkungen sind ungefähr die gleichen.

Pfefferminze (Mentha piperita)

Wächst auf der ganzen Welt. Der größte Produzent sind die Vereinigten Staaten; die beste Qualität kommt aus England und Südfrankreich.
Destillation der Pflanze.

Vielseitige Verwendung in der Parfüm- und Kosmetikherstellung und in der Lebensmittelindustrie (Liköre, Saucen, Getränke, Süßwaren)

Mentha piperita hat mehrere Unterarten und Chemotypen (*Mentha piperita var. bergamia* oder Chemotyp Linol), die jedoch, soviel mir bekannt ist, nicht kommerziell destilliert werden.

Spezifische Indikation

Impotenz.

Origano (*Origanum vulgare, Origanum compactum, Coridothymus capitatus*)

Herkunftsländer: Spanien, Nordafrika, Griechenland (zahlreiche Unterarten).

Destillation der Pflanze; das Öl ist bräunlich-rot.

Geruch: Brennend, würzig, stark aromatisch.

Die unter dem Namen Origano zusammengefaßten verschiedenen Arten galten schon in der Antike als wichtige Heilpflanzen und Gewürze. Theophrastus, Aristoteles und Hippokrates priesen ihre wohltätigen Wirkungen bei Erkrankungen der Atmungsorgane, Geschwüren, Verbrennungen und Verdauungsstörungen.

Medizinische Eigenschaften

Antiseptisch, entgiftend, antiviral. Krampflösend, beruhigend. Schleimlösend. Schmerzstillend, entzündungshemmend.

Indikationen

Infektionskrankheiten, Desinfektion. Bronchial- und Lungenerkrankungen. Rheumatismus. Läuse. Amenorrhöe.

Origano, eine derbere Abart des Majorans, wächst wild in ganz Europa und Asien, doch nur aus den am Mittelmeer vorkommenden Arten lassen sich wesentliche Mengen ätherischen Öls gewinnen. Seine wärmenden, fast erhitzenden Eigenschaften deuten auf ihre wohltuende Wirkung bei Infektionskrankheiten, infizierten Wunden und Entzündungen.

Patschuli (*Pogostemon patchouli*)

Herkunftsländer: Indien, Malaysia, Burma, Paraguay.

Die Blätter werden vor der Destillation getrocknet und fermentiert; das Öl ist dickflüssig und braun bis grünlich-braun.

Geruch: Scharf, süß, moschusartig, sehr nachhaltig.

Verwendung in der Dermatologie, Kosmetik und Hautpflege. Eine der besten Fixaturen, die in kleinen Mengen orientalischen und Rosenparfüms beigefügt wird.

Das ätherische Öl war in Malaysia, China, Indien und Japan ein Mittel der *materia medica* und wurde wegen seiner stimulierenden, tonisierenden, magenwirksamen und fiebervertreibenden Eigenschaften eingesetzt. Es war ein vielbenutztes Mittel gegen Insektenstiche und Schlangenbisse.

Die Inder parfümierten damit auch ihre Stoffe, vor allem die berühmten indischen Schals, die in England im neunzehnten Jahrhundert große Mode waren.

Das Öl enthält Patchoulen und andere azulenähnliche Bestandteile.

Medizinische Eigenschaften

Stauungen lösend, entzündungshemmend,

geweberegenerierend. Pilzbekämpfend, bakterizid. In niedrigen Dosen das Nervensystem stimulierend. In hohen Dosen beruhigend. Hautverjüngend. Insektenvertreibend.

Indikationen

Blennorrhöe, Trägheit; Hautpflege (Seborrhöe, Ekzem, Dermatitis, Impetigo, Herpes, rissige Haut, Falten). Angst, Depression. Insektenstiche, Schlangenbisse.

Patschuli, ein in den Tropen wachsender Lippenblütler, ist eine sehr stark von Wärme und Wasser erfüllte Pflanze. In niedrigen Dosen wirkt sie stimulierend und tonisierend und eignet sich gut zur Beseitigung jener Art von Lethargie; in hohen Dosen wirkt sie beruhigend oder gar betäubend. Ihre entzündungshemmenden und stauungslösenden Eigenschaften hängen ebenfalls mit den Eigenschaften von Wasser und Wärme zusammen.

Da das Öl erst nach einer Zeit der Fermentierung gewonnen wird, wirkt es gegen alle Stagnations-, Zersetzungs- und Alterungsprozesse und wird zur Hautpflege (Verjüngung) angewendet. *Opus niger* (die schwarze Arbeit), in der physischen Welt ein Prozeß der Fermentation und Zersctzung, ist eine der Hauptphasen in der alchimistischen Kunst, eine Phase, die, nach kalter Verbrennung aller Unreinheiten, zur Erleuchtung des Adepten führt. Patschuli ist also ein Fermentationsprodukt im alchimistischen Sinne. Es hat auf metaphysischer Ebene eine starke Wirkung auf die Ausbildung übersinnlicher Fähigkeiten.

Rosmarin (Rosmarinus officinalis)

Herkunftsgebiet: Die Länder um das Mittelmeer.

Destillation der Pflanze; das Öl ist fast farblos.

Geruch: Feurig, aromatisch, belebend, mit einer starken eukalyptusartigen Note bei den spanischen und nordafrikanischen Arten und einer weihrauchähnlichen Note bei den französischen und jugoslawischen Arten.

Wie Thymian, doch in geringerem Maß, hat Rosmarin verschiedene Chemotypen entwickelt, die in bestimmten Klimazonen wachsen. Der Phenol-Cineaol-Chemotyp wächst in Nordafrika (Marokko, Tunesien), der Cineaol-Chemotyp in Spanien und der Verbenon-Chemotyp in Südfrankreich, Korsika, Norditalien und Jugoslawien.

Der kräftige, dichte Busch hat eine Vorliebe für steinige, sonnige Berghänge und gedeiht rund um das Mittelmeer, vom Meeresufer bis in etwa siebenhundert Meter Höhe. Er wird seit dem Altertum auf vielfältige Weise in der Medizin, in der Küche und für rituelle Zwecke verwendet.

Im Mittelalter und in der Renaissance hoch gepriesen, war er Bestandteil vieler Elixiere wie etwa des berühmten »Wassers der Königin von Ungarn«, eines Verjüngungslikörs. Elisabeth von Ungarn erhielt angeblich das Rezept von einem Engel (oder Mönch), als sie zweiundsiebzig Jahre alt war und an Gicht und Paralyse litt. Sie erlangte ihre Gesundheit und Schönheit wieder, und der König von Polen wollte sie sogar heiraten.

Madame de Sevigny empfahl Rosmarinwasser gegen Traurigkeit.

Organe

Leber, Gallenblase.

Medizinische Eigenschaften

Allgemein stimulierend, herzkräftigend, die Nebennieren (Adrenalinproduktion) anregend. Den Gallenfluß fördernd. Antiseptisch (vor allem bei Lungenkrankheiten). Harntreibend, schweißtreibend. Antirheumatisch, antineuralgisch, hautrötend. Wunden und Verbrennungen heilend.

Indikationen

Leber- und Gallenerkrankungen (Gallenentzündung, Zirrhose, Gallensteine, erhöhter Cholesteringehalt des Blutes, Gelbsucht). Allgemeine Schwäche, Blutarmut, Asthenie, Erschöpfung, Menstruation. Geistige Schwäche, geistige Belastung, Gedächtnisstörungen. Erkältung, Bronchitis, Keuchhusten. Rheumatismus, Gicht. Haarausfall, Schuppen. Hautpflege. Wunden, Verbrennungen. Läuse, Krätze.

Als Wärme erzeugende Pflanze stärkt Rosmarin den Vitalkörper und seine Wirkung auf den übrigen Organismus des Menschen. Er fördert die Durchwärmung und aktiviert die Blutbildung und -zirkulation. (Das Blut ist der Ausdruck des Wärmeprinzips im menschlichen Körper.) Deshalb wird Rosmarin bei Blutarmut, zu schwacher Menstruation und Durchblutungsstörungen empfohlen. Außerdem wirkt er auf die Leber.

Eine bessere Durchblutung der Organe erleichtert das Einwirken der Astral- und Vitalkräfte und regt den Stoffwechsel an: Rosmarin ist ein verdauungsförderndes und schweißtreibendes Mittel; er fördert die Assimilation von Zucker (bei Diabetes) und regeneriert nach langer, intensiver geistiger Tätigkeit das Nervensystem.

Salbei

Mit über fünfhundert Arten ist die Gattung Salbei die wichtigste unter den Lippenblütlern.

Salvia officinalis wächst auf den Kalkfelsen und kahlen Berghängen Spaniens, Griechenlands, Dalmatiens und des Balkans. Sein Geruch ist streng, feierlich, erdig und herb. Seine kräftig entwickelten Blätter und seine großen, duftausströmenden Blüten scheinen sich den Bienen entgegenzustrecken und deuten auf seine enge Verbindung mit allen Lebens- und Schöpfungsprozessen – auch mit der Fortpflanzung. Noch deutlicher zeigt sich dies bei *Salvia sclarea*: Jahrelang auf ein paar kleine Blätter nahe dem Boden reduziert, entwickelt er plötzlich breite, dicke Blätter und üppige Blüten an hohen, kräftigen Stengeln, so daß man bei seinem Anblick an die ruhige, strahlende Zuversicht einer schwangeren Frau denken muß. Salbei war vor allem die Pflanze der Frauen, in denen neues Leben heranwächst, und man schrieb ihm die Fähigkeit zu, die Schwangerschaft herbeizuführen und zu fördern.

Echter Salbei *(Salvia officinalis)*

Herkunftsländer: Spanien, Jugoslawien, Frankreich.

Destillation der Blätter und Blüten.

Geruch: Scharf, aromatisch (*Salvia lavandulifolia*, der in Nordspanien wächst, hat einen feineren, milderen Geruch).

Bekannt seit der Antike ist der *Salvia salvatrix* der Römer, eine der stärksten und vielseitigsten Heilpflanzen. »*Cur moriatur* homo, cui salvia crescit in horto?« lautet ein lateinisches Sprichwort. (Warum sollte ein Mensch sterben, der Salbei in seinem Garten anbaut?) Zu allen Zeiten war man der Meinung, daß dieses Allheilmittel, das die Gesundheit und Jugend erhält, Empfängnis und Schwangerschaft fördert.

Organe
Leber, Gallenblase, Nieren.

Medizinische Eigenschaften
Kräftigend, anregend (Nebennieren, Nerven). Schweißhemmend. Antiseptisch. Harntreibend. Menstruationsfördernd. Blutdrucksteigernd. Abführend, magenwirksam. Reinigend. Adstringierend, wundheilend.

Indikationen
Allgemeine Schwäche, Blutarmut, Asthenie, Neurasthenie. Zu niedriger Blutdruck. Unfruchtbarkeit, Wechseljahre, Regulierung der Menstruation, Geburtsvorbereitung. Schwitzen, Fieber. Leber- und Nierenstörungen. Nervosität, Bronchitis, Asthma. Mundgeschwüre, Zahnfleischentzündung, Mandelentzündung, Dermatitis. Haarausfall. Wunden, Geschwüre.

Das ätherische Öl von Salbei ist in hohen Dosen stimulierend und sollte nicht über sehr lange Zeit innerlich eingenommen werden. Personen mit Neigung zu epileptischen Anfällen ist davon abzuraten.

Muskatellersalbei *(Salvia sclarea)*

Herkunftsländer: Südfrankreich, ehemalige Sowjetunion, Vereinigte Staaten.
Destillation der Pflanze; das Öl ist klar.

Geruch: Angenehm, süß mit blumiger Note, leicht moschusartig.
Häufig als Fixatur bei der Herstellung von Kosmetika und Parfüms verwendet.

Organe
Weibliche Genitalien.

Thymian *(Thymus vulgaris)*

Herkunftsländer: Marokko, Spanien, Frankreich, Griechenland.

Das Öl wird aus den Zweigen und Blüten gewonnen. Es ist bei den Thymol-Carvacrol-Chemotypen bräunlich-rot und bei den anderen Chemotypen farblos bis gelblich.

Geruch: Scharf, würzig und aromatisch bei den Thymol-Carvacrol-Chemotypen; süß, frisch und grün bei den anderen (zitrusartig beim Citral-Chemotyp, rosenartig beim Geraniol-Chemotyp).

Von der Gattung *Thymus* gibt es im ganzen Mittelmeerraum zahlreiche Arten, Unterarten und Chemotypen (siehe Register im neunten Kapitel). Aus noch unbekannten Gründen produziert eine Unterart Öle mit ganz verschiedener chemischer Zusammensetzung. Man nimmt an, daß solche Unterschiede durch klimatische und andere Umweltbedingungen verursacht werden. So wachsen die scharf riechenden Thymol- und Carvacrol-Chemotypen in niedriger Höhe und in trockenem Klima, während die milder riechenden Geraniol-, Linalol-, Citral- und Thuyanol-Chemotypen in größerer Höhe und in milderem Klima gedeihen. Man glaubt sogar, daß eine Thymuspflanze, die man aus einer Klimazone in eine andere verpflanzt, die Charakteristika ihres neuen Standortes entwickelt (das heißt, daß ein in Meereshöhe wachsender Thymian vom Thymol-Carvacrol-Chemotyp sich in einen Linalol- oder Geraniol-Chemotyp verwandelt, wenn man ihn in eine größere Höhe verpflanzt). So verlockend diese Theorie sein mag – die Wirklichkeit sieht etwas anders aus.

Bei wildwachsendem Thymian überwiegen in trockenem, warmem Klima die Thymol- und Carvacrol-Chemotypen, während in milderen Klimazonen die milderen Chemotypen vorherrschen. Doch in den über sieben Jahren, in denen ich wilden Thymian geerntet habe, mußte ich feststellen, daß die verschiedenen Chemotypen überall zu finden sind.

Thymian wird wegen seiner wärmenden, stimulierenden und reinigenden Eigenschaften seit dem Altertum als Heilmittel verwendet.

Medizinische Eigenschaften

Allgemein anregend (körperlich, psychisch, Durchblutung der Kapillargefäße). Antiseptisch (Lunge, Darm, Genitaltrakt, Harnwege). Hautrötend. Heilend. Balsamisch, schleimlösend.

Indikationen

Schwächezustände, Blutarmut, Neurasthenie, Nervenschwäche. Infektionen (Darm, Harnwege). Lungenerkrankungen (Bronchitis, Tuberkulose, Asthma). Verdauungsstörungen, Gärungen. Rheumatismus, Arthritis, Gicht. Grippe, Halsentzündung. Wunden.

Dieser winzige Strauch, der keine besondere Qualität oder Feuchtigkeit des Bodens beansprucht, ist gierig nach Wärme und Licht. Thymian ist hilfreich bei zu geringer oder fehlender innerer Wärme, bei zu starker »Durchwässerung« eines Organs, Anfälligkeit gegenüber Erkältungen und Schwäche des Vitalzentrums, vor allem, wenn sich diese im Bereich der Lunge oder des Magens zeigt.

Thymian kann fast das ganze Spektrum von Düften hervorbringen, das der Lippenblütlerfamilie eigen ist: vom scharfen Thymol-Carvacrol-Typ (der an Origano oder Bohnenkraut erinnert) über die Linalol-Typen (Majoran, Lavendel) bis zu den melisseartigen Citral-Typen. Das zeigt die erstaunliche Anpassungsfähigkeit dieser Gattung, ihre vielfältigen Heilwirkungen und ihre unglaubliche Lebensenergie. Die Öle der Thymianarten gehören zweifellos zu den wichtigsten der Aromatherapie.

Ysop *(Hyssopus officinalis)*

Herkunftsländer: Frankreich, Spanien, Südeuropa.

Destillation der ganzen blühenden Pflanze; das Öl ist goldgelb.

Geruch: Angenehm aromatisch; erinnert an Salbei, Majoran und Lavendel.

Ysop war eine der heiligen Pflanzen der Hebräer *(esobh)*. Hippokrates, Galen und Dioskurides schreiben ihm heilende Wirkungen auf das Atmungssystem zu. Im Altertum war er Bestandteil zahlreicher Präparate, Elixiere und Sirupe.

Organe

Lunge.

Medizinische Eigenschaften

Auswurffördernd (verflüssigt das Bronchialsekret), hustenstillend. Krampflösend. Anregend (vor allem Herz und Atmung).

Blutdrucksteigernd, blutdruckregulierend. Verdauungsfördernd, magenwirksam. Schweißtreibend, fiebersenkend. Narben- und wundenheilend.

Indikationen

Zu niedriger Blutdruck. Erkrankungen des Atmungssystems (Asthma, Bronchitis, Katarrh, Husten, Tuberkulose). Verdauungsstörungen, Dyspepsie, Blähungen. Dermatitis, Ekzem, Wunden. Syphilis. Blasensteine.

Ysop wächst auf trockenen, felsigen Berghängen in ganz Südeuropa und im westlichen Asien, doch die besten Sorten sind auf den sonnigen Wiesen der südlichen Alpen zu finden. Sein üppiges Blättersystem und sein kampferartiger Geruch deuten auf seine spezielle Verbindung mit dem Atmungssystem.

Myrtengewächse

(*Myrtaceae*; Harmonie; Ausgewogenheit zwischen den vier Elementen – Feuer, Luft, Wasser, Erde)

Ätherische Öle dieser Familie: Brautmyrte, Cajeput, Eukalyptus, Gewürznelke, Muskat, Niaouli (Myrtenheide), Tea Tree.

Andere wichtige Öle: Lorbeer, roter Pfeffer.

Die Myrten wachsen in den tropischen Zonen aller Kontinente. Den mächtigen Kräften von Erde und Wasser und der starken Wärme der Tropen setzen sie eine streng geordnete Form entgegen.

Die Pflanzen dieser Familie haben etwas Edles und Harmonisches, in dem sich die vollkommene Ausgewogenheit zwischen den vier Elementen ausdrückt. Niemals überwältigt die Astralsphäre die ätherischen Formkräfte: dieser Familie gehören keine Giftpflanzen an.

Die immergrünen Blätter sind kräftig und einfach. Mit ihren starken Blüten öffnen sich die Myrten der nichtpflanzlichen Welt, dem Tierreich (die Bestäubung erfolgt durch Insekten und Vögel). Der Zuckerprozeß ist in dieser Familie sehr stark, und sie bringt einige köstliche Früchte hervor: Granatäpfel, die indische Bergstachelbeere, Guaven, Myrteolafrüchte und Jaboticapflaumen.

Die tropische Wärme dringt tief in Blatt, Blüte, Rinde und Holz und erzeugt ätherische Öle und aromatische Harze.

Zu der Familie gehören auch einige Gewürzpflanzen (Gewürznelke, roter Pfeffer).

Sie bringt auch sehr harte Hölzer hervor, was die gesunde Beziehung dieser Familie zum Erdelement ausdrückt.

Wirkungsweise

Wiederherstellung der Ausgewogenheit.

Wirkungsbereich

Stoffwechsel, Energiezentren, Lunge.

Indikationen

Erkrankungen der Atmungsorgane. Stoffwechselstörungen, energetische Unausgewogenheit.

Brautmyrte (*Myrtus communis*)

Herkunftsland: Nordafrika.
Destillation der Zweige; das Öl ist gelb.
Geruch: Frisch, eukalyptusähnlich.
Die Griechen und Römer wandten die Brautmyrte bei Erkrankungen der Lunge und

des Harntraktes an. Im sechzehnten Jahrhundert wurden Blätter und Blüten zur Hautpflege benützt; sie waren Bestandteil des »Engelwassers«, einer bekannten tonisierenden und adstringierenden Lotion.

Spezifische Indikationen

Hautpflege. Die Brautmyrte hat ähnliche medizinische Eigenschaften wie Eukalyptus.

Cajeput *(Melaleuca leucadendron)*

Herkunftsländer: Malaysia und Ferner Osten.

Destillation der Blätter; das Öl ist gelblichgrün.

Geruch: Scharf, kampferartig.

In zahlreichen Hustenmitteln enthalten; Insekten- und Parasitenvertilgungsmittel.

In Malaysia und Java war Cajeput-Öl ein traditionelles Heilmittel gegen Cholera und Rheumatismus.

Medizinische Eigenschaften

Allgemein antiseptisch (Lunge, Harntrakt, Darm). Krampflösend, antineuralgisch. Schweißtreibend. Fiebersenkend.

Indikationen

Lungenerkrankungen (Bronchitis, Tuberkulose). Blasenentzündung, Harnröhrenentzündung. Durchfall, Amöbenruhr. Rheumatismus, rheumatische Schmerzen. Ohrenschmerzen.

Eukalyptus *(Eucalyptus globulus)*

Herkunftsländer: Australien, Spanien, Portugal.

Destillation der Blätter; das Öl ist gelb bis rot.

Geruch: Frisch, balsamisch, kampferartig.

Vielfältige Verwendung in der Pharmazie.

In seinem Ursprungsland Australien wurde der Eukalyptus von den Ureinwohnern und später von den weißen Siedlern als Allheilmittel betrachtet. Inzwischen hat er sich in fast allen tropischen und subtropischen Gebieten der Erde ausgebreitet. Sein ätherisches Öl ist eins der wirksamsten und vielseitigsten Heilmittel.

Medizinische Eigenschaften

Allgemein antiseptisch (besonders Lunge und Harntrakt). Lindernd, schleimlösend, krampflösend. Blutzuckersenkend. Fiebersenkend. Anregend. Narben und Wunden heilend. Parasitenvertilgend.

Indikationen

Erkrankungen der Atmungsorgane (Asthma, Bronchitis, Tuberkulose, Grippe, Nebenhöhlenentzündung). Infektionen des Harntrakts. Diabetes. Fieber. Rheumatismus. Darmparasiten (Spul- und Madenwürmer).

Der Eukalyptusbaum ist einer der höchsten Bäume der Welt, doch seine Wurzeln dringen auch außerordentlich tief in die Erde ein, um Wasseradern aufzuspüren und mit großer Kraft Wasser in seine starken Zweige und Blätter zu ziehen. Er wächst unglaublich schnell, bildet aber trotzdem ein sehr hartes, gegen Fäulnis sehr widerstandsfähiges Holz. Die schwertartig geformten Blätter sind so ausgerichtet, daß sie nicht zu stark der Sonne ausgesetzt sind, und lassen das Licht durch den ganzen Baum bis zum Boden dringen. Eukalyptus trägt die festigenden Erd- und Wasserkräfte in die klare, trockene Licht-Luft-Region, wo er ätherische Öle bildende astrale Kräfte anzieht – daher seine Wirkung auf den Harntrakt und die Lunge. Er ist besonders hilfreich bei der Behandlung von Lungenentzündung und starker Verschleimung.

Gewürznelke *(Eugenia caryophyllata)*

Herkunftsländer: Molukkeninseln, Madagaskar, Sansibar, Indonesien.

Destillation der getrockneten Blütenknospen; das Öl ist braun bis dunkelbraun.

Auch die Stengel und Blätter werden destilliert; ihr Öl ist von geringerer Qualität (vor allem das der Blätter) und wird oft zur Verfälschung von Gewürznelkenöl verwendet.

Geruch: Scharf, würzig, charakteristisch.

Verwendung in der Zahnheilkunde, Pharmazie, Nahrungsmittelindustrie, Parfümherstellung.

Die Gewürznelke, deren Ursprungsland die Molukkeninseln sind, gehört mit schwarzem Pfeffer, Zimt und Muskat zu den bekanntesten Gewürzen der Welt. Sie war in früheren Zeiten so kostbar, daß ihretwegen einige Kriege geführt wurden; der Handel damit wurde fast ausschließlich von den Portugiesen kontrolliert, in deren Besitz sich die Molukkeninseln befanden, bis sie im siebzehnten Jahrhundert von den Holländern vertrieben wurden. Um das Monopol aufrechtzuerhalten und die Preise in die Höhe zu treiben, zerstörten die Holländer sämtliche Plantagen bis auf eine auf der Insel Amboine. Schließlich stahlen die Franzosen einige Pflanzen und errichteten in Guayana, Sansibar, Réunion und Trinidad neue Plantagen.

Gewürznelkenöl wurde in der Zahnheilkunde lange Zeit als schmerzstillendes Mittel verwendet.

Medizinische Eigenschaften

Antineuralgisch, schmerzstillend. Stark antiseptisch, wundheilend. Magenwirksam, blähungstreibend. Aphrodisisch, anregend. Insektenvertilgend.

Indikationen

Zahnschmerzen. Verhinderung von Infektionskrankheiten. Körperliche und geistige Schwäche (Stärkung des Gedächtnisses). Dyspepsie, Gärungsvorgänge im Magen, Blähungen. Impotenz. Infizierte Wunden, Geschwüre.

Beim Gewürznelkenbaum steigen die Erdkräfte der Wurzeln in die Blütenregion: das ätherische Öl der Blütenknospen, dichter als Wasser und wenig flüchtig, ist schwer und brennend und zeigt, daß die kosmischen Feuerkräfte tief in die Erde gezogen wurden. Dieses besondere Zusammenspiel von Feuer- und Erdkräften zeitigt eine starke Wirkung auf den Stoffwechsel: Gewürznelkenöl fördert die Verdauung schwerer Speisen, indem es den Verdauungstrakt stärkt.

Muskat *(Myristica fragrans)*

Herkunftsländer: Westindische Inseln, Indonesien, Java.

Destillation der Nüsse; das Öl ist farblos.

Die Nuß ist von einer fleischigen Schale

umgeben, aus der durch Destillation ein ätherisches Öl (Macisöl) gewonnen wird, das von geringerer Qualität als das Muskatnußöl ist, doch ähnliche Eigenschaften besitzt.

Geruch: Würzig, pfefferartig, aromatisch.

Verwendung bei der Herstellung von pharmazeutischen Präparaten und Parfüms sowie von Spirituosen und Elixieren.

Die zum ersten Mal im fünften Jahrhundert erwähnte Muskatnuß wurde von arabischen Händlern in Europa eingeführt. Portugal besaß bis 1605, als die Holländer seine Besitzungen übernahmen, das Handelsmonopol. Sie stellten die Plantagen unter militärischen Schutz und hielten durch systematische Zerstörung der auf den Inseln wachsenden Bäume die Preise hoch. Zu diesem Zweck wurden auch riesige Mengen des Gewürzes verbrannt. 1768 stahl Pierre Poivre einige Pflanzen, und von da an wurde der Muskatnußbaum auch in anderen tropischen Ländern angepflanzt.

Muskat wurde seit dem frühen Mittelalter hochgeschätzt und war Bestandteil vieler Elixiere und Salben. 1704 schrieb Pollini mehr als achthundert Seiten über den unschätzbaren Wert von Muskat. Er schloß mit den Worten: »Ob bei guter Gesundheit oder krank, ob lebendig oder tot – kein Mensch kann auf diese Nuß, dieses höchst segensreiche Heilmittel verzichten!«

Es ist ein sehr wirksames Tonikum und Stimulantium.

Organe

Verdauungssystem.

Medizinische Eigenschaften

Kräftigend, anregend (Nervensystem, Kreislauf). Verdauungsfördernd, antiseptisch (vor allem im Darmbereich). Beruhigend, schmerzstillend. Aphrodisisch. In hohen Dosen betäubend und toxisch (Delirium, Halluzinationen, Ohnmacht).

Indikationen

Verdauungsstörungen, Darminfektionen, Blähungen. Allgemeine Schwäche. Nervöse und geistige Schwäche. Impotenz. Rheumatische Schmerzen, Neuralgie.

Niaouli (Myrtenheide, *Melaleuca viridiflora*)

Herkunftsländer: Madagaskar, Australien, Neukaledonien.

Destillation der Blätter; das Öl (auch »Gomenol« genannt) ist gelb.

Geruch: Scharf, kampferartig, balsamisch, eukalyptusartig.

Hat die gleichen medizinischen Eigenschaften und Indikationen wie Eukalyptus.

Spezifische Indikationen

Das Gewebe stimulierend (fördert die örtliche Durchblutung und die Bildung von Leukozyten und Antikörpern). Infizierte Wunden, Geschwüre, Verbrennungen.

Tea Tree (*Melaleuca alternifolia*)

Herkunftsland: Australien.

Destillation der Blätter; das Öl ist gelblich.

Geruch: Scharf, kampferähnlich, balsamisch, stechend.

Ein in der Aromatherapie relativ neues Mittel sehr vielseitiger Anwendbarkeit. Es ist (zusammen mit Origano und Bohnenkraut) eins der Öle, deren medizinische und antiseptische Eigenschaften ausführlich belegt sind. Die Untersuchungen begannen Ende der zwanziger Jahre in Australien und bewiesen die erstaunlichen antiinfektiösen Wirkungen des Öls. Im Zweiten Weltkrieg gehörte es in tropischen Gebieten sogar zur militärischen Erste-Hilfe-Ausrüstung. Bei Untersuchungen in den siebziger und achtziger Jahren wurde seine starke pilztötende Wirkung nachgewiesen (Morton Walker, Eduardo F. Pena, Paul Belaiche). Sein großer Wirkungsbereich und seine geringe Toxizität machen es zu einem idealen Erste-Hilfe-Mittel der Aromatherapie, das (wie Lavendel und Eukalyptus) in keinem Haushalt fehlen sollte.

Nadelhölzer

(*Coniferae;* Luftelement; Licht und innere Wärme gegen Kälte; Vertikalität)

Ätherische Öle dieser Familie: Kiefer, Schwarzfichte, Tanne, Thuja, Wacholder, Zedernholz, Zypresse.

Ein breiter Nadelwaldgürtel umgibt die kalten und gemäßigten Zonen beider Hemisphären im Norden und im Süden. Diese Wälder erstrecken sich, abhängig von der Meereshöhe, fast bis zu den Berggipfeln. In tropischen Zonen wachsen die Nadelbäume nur in großen Höhen.

Der Typus ist von erhabener Einfachheit. Ein vertikales und lineares Prinzip kommt in ihm zum Ausdruck. Alles ist um den zentralen, vertikalen Stamm angeordnet; er ist von Ästen umgeben, die wie kleine Bäume geformt sind, und die Blätter sind auf lange Nadeln reduziert, die spiralig die Zweige umgeben. Die Blüte ist auf ein Minimum reduziert: der Blütenzapfen, ein von dichten holzigen Blättern umgebener Endzweig, trägt in den Blattachseln die nackten Staub- oder Stempelblätter.

Die Langlebigkeit der Koniferen, die unter der Herrschaft des Saturn stehen, hat uns die ältesten und höchsten Bäume der Welt geschenkt. Bei manchen Arten verrotten die Stämme praktisch nicht. (In schlesischen Kohlebergwerken gefundene Stämme prähistorischer Zypressen konnten noch zu Möbeln verarbeitet werden!)

Uralt, ewig dauerhaft erscheint uns der Nadelwald. Seine Feierlichkeit, seine edle Erhabenheit erfüllen uns mit Andacht und Ehrfurcht und öffnen das Herz, wie Goethe sagt, »den ältesten, ersten, ernstesten Gefühlen der Schöpfung«. Das Gemüt findet in ihm Ruhe und Kraft.

Nadelbäume bilden in ihren Stämmen, Ästen und Nadeln auch reichlich ätherische Öle und Harze. Bei bestimmten Arten ist die Harzbildung so stark, daß es durch Zapfen und Stämme ausgeschieden wird. Dieses Phänomen deutet auf eine tiefe, charakteristische Verbindung zu den Kräften des Lichts und der Wärme. Da die Koniferen in kaltem Klima gedeihen, müssen sie ein starkes inneres Feuer entwickeln, um die langen, harten Winter bis zum Sommer mit seiner Lichtfülle, seinen klaren Nächten und seiner Mitternachtssonne zu überstehen. Durch diese Wärmeprozesse kommt es zur Bildung ätherischer Öle und Harze; auf ihnen beruht die wärmende und belebende Heilkraft der Koniferen. Ihr Wirkungsbereich ist vor allem die kühle Region des Körpers: das Nervensystem.

Wirkungsweise
Anregend, belebend, beruhigend, wärmend.

Wirkungsbereich
Nervensystem, Lunge, Drüsensystem.

Indikationen
Streß, Schwäche des Nervensystems, Lungenkrankheiten. Rheumatismus, Arthritis.
Die Öle der Koniferen werden am besten durch die Lunge aufgenommen (Inhalation, Zerstäubung), in der sich die Wirkung ihres Prana entfalten kann.

Kiefer *(Pinus sylvestris)*

Herkunftsländer: Rußland, Deutschland, Frankreich.

Pinus maritimus wird in Frankreich destilliert, verschiedene mit *Pinus sylvestris* eng verwandte Arten in Österreich, Italien und Jugoslawien.

Destillation kleiner Zweige; das Öl ist farblos.

Medizinische Eigenschaften
Schleimlösend, antiseptisch (Lunge). Die Nebennieren (Adrenalinausschüttung) anregend. Leber- und harntraktdesinfizierend. Hautrötend.

Indikationen
Lungenkrankheiten. Infektionen des Harntrakts.

Schwarzfichte *(Picea mariana)*

Herkunftsländer: Wie Kiefer.
Destillation der Zweige; das Öl ist farblos.
Geruch: Ähnlich wie Kiefer, doch tiefer.

Medizinische Eigenschaften und Indikationen
Wie Kiefer.

Schwarzfichtenöl ist ein ausgezeichnetes Mittel zum Energieausgleich. Wegen seiner öffnenden, erhebenden und doch erdenden Eigenschaften empfiehlt es sich für jede Art spiritueller Arbeit sowie im zerstäubten Zustand für Yoga und Meditation.

Tanne *(Abies balsamea)*

Herkunftsländer: Nordosten der Vereinigten Staaten, Kanada.
Destillation der Zweige.
Geruch: Frisch, balsamisch, sehr angenehm; einer der feinsten Koniferengerüche.

Die Tanne sondert ein Harz namens Tannenbalsam ab, das die nordamerikanischen Indianer für medizinische und religiöse Zwecke verwendeten. Es wurde zu Beginn des siebzehnten Jahrhunderts nach Europa eingeführt, wo man es damals hoch schätzte und seine Wirkung mit der des venezianischen Terpentins verglich.

Medizinische Eigenschaften
Antiseptisch (Atmungsorgane), schleimlösend. Wundheilend.

Indikationen
Erkrankungen der Atmungsorgane. Infektionen der Harn- und Geschlechtsorgane.

Thuja (Thuja occidentalis)

Herkunftsländer: Kanada, Vereinigte Staaten (Vermont, New Hampshire).

Das Öl wird durch Destillation kleiner Zweige und Äste gewonnen und ist gelblich. Da es stark toxisch ist, darf es nicht ohne ärztliche Kontrolle innerlich eingenommen werden.

Medizinische Eigenschaften

Harntreibend, den Harntrakt sedierend. Schleimlösend. Antirheumatisch. Ungeziefervertilgend.

Indikationen

Prostatavergrößerung, Blasenentzündung. Rheumatismus. Darmparasiten. Warzen.

Wacholder (Juniperus communis)

Herkunftsländer: Jugoslawien, Italien, Frankreich.

Destillation der Beeren (ergibt die beste Qualität) und der kleinen Zweige; das Öl ist farblos, gelblich oder hellgrün.

Geruch: Scharf, balsamisch.

Wacholder wurde zur Vertreibung böser Geister oder als Desinfektionsmittel bei Epidemien verbrannt. Die Tibeter verwendeten ihn für medizinische und religiöse Zwecke.

Medizinische Eigenschaften

Harntreibend, antiseptisch (Harntrakt), antirheumatisch (fördert die Ausscheidung von Harnsäure und Toxinen). Magenwirksam. Diabetes bekämpfend. Anregend: Nervensystem, Darmtätigkeit, Verdauungssystem. Gedächtnisstärkend. Hautrötend. Wundheilend.

Indikationen

Infektionen des Harntrakts, Nierensteine, Bindehautentzündung, Blasenentzündung, Oligurie. Diabetes. Rheumatismus, Arteriosklerose. Allgemeine Schwäche, nervöse Erschöpfung. Menstruationsstörungen (Amenorrhöe, Dysmenorrhöe, schmerzhafte Menstruation). Dermatitis, Ekzem.

Die kleinste Konifere wächst in öden, unwirtlichen Gegenden, wo ihr Anblick tröstlich wirkt. In Deutschland symbolisierte der Wacholder in früheren Zeiten den Lebensbaum. Er verbirgt seine herben, bitteren Früchte zwischen dichten Nadeln; sie sind heilsam, wenn man sich mit irdischen Genüssen den Magen verdorben hat. Wacholder ist ein ausgezeichnetes harntreibendes, die Verdauung förderndes und leberwirksames Mittel.

Seine verzerrte Form und sein hartes, knotiges, gekrümmtes Holz deuten auf seine Verbindung zu Gelenken, Arthritis und Rheumatismus. Wacholder ist auch ein gutes Mittel gegen Alterskrankheiten.

Zedernholz (Cedrus atlantica)

Cedrus deodorata wird im Himalaja destilliert. Die Virginiazeder, die man in den Vereinigten Staaten destilliert, ist ein Wacholdergewächs *(Juniperus virginiana* und *Juniperus mexicana)*; das Öl ist dem Zedernholzöl jedoch sehr ähnlich.

Destillation des Sägemehls; das Öl ist dickflüssig und goldbraun wie die Farbe von altem Gold.

Geruch: Intensiv, holzartig, balsamisch, sehr angenehm, sandelholzähnlich.

Wird bei der Parfümherstellung als Fixatur verwendet; mischt sich gut mit vielen anderen Ölen und verleiht Präparaten eine holzartige Note.

Die Ägypter benutzten Zedernholz zum Einbalsamieren; es war ein Bestandteil von *Mithridat,* einem bekannten Mittel gegen Vergiftungen, das jahrhundertelang verwendet wurde.

Medizinische Eigenschaften

Antiseptisch, pilztötend, fäulnisverhindernd. Schleimlösend. Anregend.

Indikationen

Blasenentzündung, Gonorrhöe, Harntrakterkrankungen. Haarpflege (Haarausfall, Schuppen, Erkrankungen der Kopfhaut). Erkrankungen der Atmungsorgane. Hautkrankheiten (Ekzem, Dermatitis, Geschwüre). Angst, nervöse Spannung.

Die Libanonzeder, einer der majestätischsten Bäume, drückt (wie ihre nahe Verwandte, die in Marokko wachsende Atlaszeder) große spirituelle Stärke aus. Die Ägypter bauten aus ihrem Holz die Tore ihrer Tempel, so daß ihr Duft die spirituelle Empfänglichkeit der Gläubigen anregte. Zedernholzöl wirkt auf die Psyche ähnlich wie Sandelholzöl.

Zypresse *(Cupressus sempervirens)*

Herkunftsländer: Frankreich, Spanien, Marokko.

Destillation der Zweige; das Öl ist gelb bis braun.

Geruch: Balsamisch, holzartig, etwas herb.

Die alten Ägypter verwendeten Zypresse zur Herstellung medizinischer Präparate; aus dem Holz, das überaus resistent gegen Fäulnis ist, fertigten sie die Sarkophage für die Mumien an.

Medizinische Eigenschaften

Adstringierend, gefäßverengend, venenstärkend. Krampflösend. Harntreibend, antirheumatisch, schweißhemmend. Antiseptisch.

Indikationen

Hämorrhoiden, Krampfadern. Unwillkürliches Harnlassen. Keuchhusten, Asthma. Eierstockerkrankungen (Dysmenorrhöe, Klimakteriumsbeschwerden). Schwitzen.

Pfeffer

(*Piper nigrum*; *Piperaceae*)

Herkunftsländer: Indien, Java, Sumatra, China.

Destillation der Samen; das Öl ist gelblichgrün.

Geruch: Charakteristisch.

Verwendung bei der Parfümherstellung und in der Nahrungsmittelindustrie.

Pfeffer ist eins der ältesten Gewürze und wurde schon vor mehreren tausend Jahren in chinesischen und Sanskrit-Texten erwähnt. In den westlichen Ländern war er das am meisten geschätzte Gewürz; im Mittelalter wurde er als Zahlungsmittel benutzt. Das ätherische Öl von Pfeffer beschreibt Valerius Cordius 1488 in seinem *Compendium Aromatorium.* Es ist ein traditionelles Mittel zur Stimulierung und Tonisierung sowie gegen einen Überschuß an Kälte oder Wasser.

Medizinische Eigenschaften

Anregend, kräftigend (vor allem Verdauungs- und Nervensystem. Verdauungsfördernd, magenwirksam, entgiftend. Erwärmend, trocknend, Schmerzstillend, hautrötend. Aphrodisisch. Das Wurzelchakra stimulierend.

Indikationen

Verdauungsstörungen (Dyspepsie, Blähungen, Appetitlosigkeit, Lebensmittelvergiftung). Fieber, Erkältung, Katarrh, Husten, Grippe. Neuralgie, Zahnschmerzen, rheumatische Schmerzen. Muskelschmerzen, Sportmassage (vor großen Anstrengungen). Gonorrhöe. Impotenz. Mangelnde Erdung.

Rautengewächse

(*Rutaceae;* Beherrscher tropischer Wärme)

Ätherische Öle dieser Familie: Gattung Zitrus: Bergamotte, Bitterorangenblätter (Petitgrain), Grapefruit, Limette, Mandarine, Orange, Orangenblüte (Neroli), Zitrone.

Das ätherische Öl von Orangenblüte (Neroli) wird durch Destillation der Blüten gewonnen, das Öl von Bitterorangenblättern durch Destillation der Blätter.

Die ätherischen Öle von Bergamotte, Grapefruit, Zitrone, Limette, Orange und Mandarine werden durch Kaltpressung der Fruchtschale gewonnen.

Die Zitrusgewächse sind sehr stark fruchtbildend (ein Baum kann bis zu hundert Früchte hervorbringen), tief verwurzelt und stark verästelt. In ihnen findet ein perfektes Zusammenspiel der beiden entgegengesetzten, mächtigen Kräfte statt: Zentrifugalkräfte ziehen die Erdenergien nach oben, laden sie mit den belebten wäßrigen Elementen tropischer Fruchtbarkeit, und kosmische Licht- und Wärmekräfte werden von den Blättern, der Rinde, dem Holz und den Früchten eingesogen. Die kraftvolle Blüte und der flüchtige, süße, fast ätherische und sehr eindringliche Duft der Blüten lassen auf eine intensive Durchdringung des Ätherkörpers mit der ihn umhüllenden Astralsphäre schließen. Zitrusfrüchte sind saftig wie Beeren, doch von einer festen, von den Kräften des Luftigen und Warmen durchdrungenen Schale umschlossen. Die Früchte widersetzen sich den auflösenden, zentrifugalen tropischen Kräften, sind erfrischend und belebend und stärken die Aufbaukraft des Körpers.

Die Blüten verströmen einen süßen, köstlichen, besänftigenden Duft und haben eine stark beruhigende, antidepressive Wirkung. Der Geruch der kräftigen Blätter ist weniger fein, sondern herzhafter und erdender sowie leicht bitter. Deshalb haben sie eine belebende, ermutigende und – im Vergleich zu dem fast ätherischen Duft der Orangenblüten – fast materialistische Wirkung.

Bergamotte (*Citrus bergamia*)

Herkunftsländer: Italien, Elfenbeinküste, Guinea.

Kaltpressung der Fruchtschale; das Öl ist gelblich-grün bis smaragdgrün.

Geruch: Süß, zitrusartig, mit blumiger Note.

Verwendung bei der Parfümherstellung;

mischt sich ausgezeichnet mitfast allen anderen Ölen; verleiht der Mischung eine hervorragende Spitzennote.

Medizinische Eigenschaften
Krampflösend. Antiseptisch. Herz- und magenwirksam, anregend, verdauungsfördernd. Wundheilend.

Indikationen
Koliken, Darminfektion, Darmparasiten, Zahnfleischentzündung. Hautpflege.

Bitterorangenblätter *(Petitgrain)*

Gewinnung durch Destillation der Blätter des Bitterorangenbaums. Auch aus den Blättern von Bergamotte, Zitrone und Mandarine werden Öle gewonnen.

Herkunftsländer: Wie Orangenblüte.

Geruch: Frisch, belebend, leicht blumig mit einer bitteren Note.

Verwendung bei der Herstellung von pharmazeutischen Präparaten und Parfüms (Grundbestandteil guter Eau de Colognes). Mischt sich gut mit fast allen anderen Ölen.

Spezifische Indikationen
Schmerzhafte Verdauungsstörungen, Beruhigung des Nervensystems. Tonisierend, geistig anregend, gedächtnisstärkend.

Grapefruit *(Citrus paradisi)*

Wird hauptsächlich in den Vereinigten Staaten gewonnen.

Vielfältige Verwendung bei der Herstellung von Parfüms und in der Lebensmittelindustrie.

Mischt sich gut mit anderen Zitrusölen, Geranie und Zedernholz.

Spezifische Indikationen
Fettleibigkeit.

Limette *(Citrus limetta)*

Herkunftsländer: Florida, Mittelamerika, Karibische Inseln.

Das Öl wird durch Kaltpressung oder Destillation aus der Schale gewonnen. Das kaltgepreßte Öl ist von weit besserer Qualität als das destillierte; seine Farbe ist goldgelb bis gelblich-grün.

Geruch: Frisch, grün, sehr angenehm. Der Geruch des kaltgepreßten Öls ist bergamotteähnlich und viel intensiver als der des destillierten Öls.

Indikationen und Verwendungsmöglichkeiten ähnlich wie bei Zitrone, doch sind die erfrischenden Eigenschaften von Limette stärker. Sehr gut als Rasierlotion verwendbar.

Mandarine *(Citrus reticulata)*

Herkunftsländer: Italien (Mandarine) und Vereinigte Staaten (Tangerine).

Mandarinenöl ist viel feiner als Tangerinenöl (eine Hybride).

Geruch: Süßer als Orange, bergamotteähnlich.

Die aus China stammende Mandarine ist die wohlschmeckendste Zitrusfrucht; der Überlieferung zufolge wurde sie den Mandarinen, hohen chinesischen Würdenträgern, als Geschenk dargebracht. Mandarine hat ganz ähnliche medizinische Eigenschaften wie Orange. Die beruhigende und krampflösende Wirkung ist jedoch stärker.

Spezifische Indikationen
Beruhigend, krampflösend, nervöse Spannung, Schlaflosigkeit, Epilepsie.

Mandarine ist die mildeste aller Zitrusfrüchte. Die Blätter sind zart; die Frucht hat einen feinen, süßen Geschmack. Die Schale ist weich, der Geruch fast exotisch. Die beruhigende Wirkung auf das Nervensystem ist sehr ausgeprägt.

Orange (Citrus auranthium)

Herkunftsländer: Spanien, Nordafrika, Vereinigte Staaten, Mittel- und Südamerika.

Das Öl ist orangefarben.

Vielfältige Verwendung bei der Parfümherstellung und in der Lebensmittelindustrie.

Medizinische Eigenschaften

Fieberbekämpfend. Magenwirksam, verdauungsfördernd. Krampflösend, beruhigend, herzstärkend.

Indikationen

Fieber. Dyspepsie, Blähungen, Magenkrämpfe. Hautpflege, Falten, Dermatitis.

Der Bitterorangenbaum ist noch dornenreicher als der Zitronenbaum; die starke Bitterkeit seiner Frucht deutet auf eine besondere Verbindung zur Leber.

Die süße Orange hat mildere Eigenschaften; der Baum besitzt keine Dornen, und die Frucht ist zur Gänze eßbar. Die beruhigenden Eigenschaften sind ausgeprägter.

Orangenblüte (Neroli; Citrus vulgaris)

Echtes Neroli wird aus den Blüten der Bitterorange gewonnen. Manchmal werden jedoch auch die Blüten anderer Zitrusgewächse destilliert (süße Orange, Zitrone, Mandarine).

Herkunftsländer: Frankreich, Spanien, Nordafrika, Italien und die Komoreninseln.

Da es eines der teuersten Öle ist, wird es häufig verfälscht.

Geruch: Eine der wohlriechendsten Blütenessenzen; süß, lieblich, leicht euphorisierend.

Es ist in teuren Eau de Colognes und Parfüms enthalten, mischt sich gut mit fast allen anderen Ölen und verleiht Mischungen die bestimmende Note.

Der Orangenbaum stammt aus China, wo die Blüten zur Herstellung von Kosmetika verwendet wurden. Er wächst heute in den Mittelmeerländern, den Vereinigten Staaten, Mittel- und Südamerika.

Neroli wurde bereits zu Beginn des sechzehnten Jahrhunderts hergestellt. Es kam in Mode, als die Herzogin von Nerole ihre Handschuhe damit zu parfümieren pflegte.

Medizinische Eigenschaften

Antidepressiv, krampflösend, beruhigend. Verringert die Amplitude der Herzmuskelkontraktionen. Aphrodisisch. Regt das Herzchakra an.

Indikationen

Schlaflosigkeit, Hysterie, Angst, Depression, nervöse Spannung. Herzklopfen. Streßbedingter Durchfall. Hautpflege (trockene oder empfindliche Haut). Niedergeschlagenheit, emotionaler Schock.

Das durch Destillation gewonnene Hydrolat ist als Orangenblütenwasser bekannt; es wird zur Hautpflege und bei der Herstellung von Konditorwaren verwendet.

Es ist beruhigend, verdauungsfördernd und blähungstreibend.

Bei Kindern wird es als Mittel gegen Koliken verwendet. Die beruhigende Wirkung hilft ihnen beim Einschlafen.

Zitrone (Citrus limonum)

Herkunftsländer: Mittelmeerländer, Kalifornien, Brasilien, Argentinien.

Gewinnung durch Kaltpressung der Schale; das Öl ist gelb bis gelblich-grün.

Verwendung bei der Parfüm- und Kosmetikherstellung, in der Pharmazie und Lebensmittelindustrie.

Mischt sich gut mit vielen Ölen; verleiht eine angenehme grüne Note.

Eines der vielseitigsten ätherischen Öle in der Aromatherapie.

Medizinische Eigenschaften

Bakterientötend, antiseptisch; die Vermehrung der Leukozyten fördernd. Anregend, kräftigend. Magenwirksam, blähungstreibend. Harntreibend. Leberwirksam. Blutverdünnend, blutdrucksenkend. Entschlackend. Antirheumatisch.

Indikationen

Infektionskrankheiten. Blutarmut, Schwäche. Krampfadern, Arteriosklerose, Hyperviskosität des Blutes (»dickes Blut«), zu hoher Blutdruck. Rheumatismus. Verdauungsstörungen, Blähungen. Leberstauung. Hautkrankheiten, Hautpflege. Herpes.

Mit seinen zahlreichen Dornen, den sehr dichten Blättern und seinen sauren Früchten (den am stärksten säurehaltigen des Pflanzenreichs) vermittelt der kleine Zitronenbaum den Eindruck frischer, optimistischer, furchtloser Stärke. Hier löst sich der Gegensatz zwischen Feuer und Wasser in Kühle auf. Die Frucht ist, unter einer ziemlich festen Schale, von kompakter Struktur; die Neigung zum Ausdehnen und Anschwellen ist unter Kontrolle.

Rose

(*Rosa centifolia* und *damascena*; Rosaceae-Rosengewächse)

Herkunftsländer: Bulgarien, Marokko, Türkei.

Die Rosenknospen werden nur in den frühen Morgenstunden, wenn die Pflanzen noch mit Tau bedeckt sind, gepflückt und sofort destilliert; das Öl ist ziemlich dickflüssig und gelb bis grünlich-gelb.

Geruch: Charakteristisch.

Das Rosenöl ist eines der teuersten ätherischen Öle und meist mit anderen Substanzen wie Geranie, Lemongras, Geraniumgras und Terpenalkoholen (oder Geraniol, Citronellol, Rhodinol, Linanol, Nerol) verfälscht. Die Verfälschungsmethoden sind so hochentwickelt, daß es fast unmöglich ist, den Betrug zu entdecken.

Echtes Rosenöl ist nur in hochwertigen Parfüms enthalten.

Rosenwasser wird zur Herstellung von Kosmetika und Parfüms verwendet.

Ob sie dem Blut der Venus, dem Blut des Adonis oder dem Schweiß Mohammeds entsprungen ist – die Rose ist auf jeden Fall eine uralte Pflanze. Sie ist ein traditionelles Symbol der Liebe – gepriesen von Dichtern und in den heiligen Schriften den Königen und Göttern als Geschenk dargebracht.

Rosensträuße wurden im Sarkophag des Tutanchamun gefunden; Königin Anchesenamun hatte sie als Zeichen ihrer Liebe hineingelegt. Als der persische Kaiser Djihanguyr die Prinzessin Nour-Djihan heiratete, wurde ein die Palastgärten umschließender

Kanal mit Rosenwasser gefüllt. Die Entdeckung der auf dem Wasser schwimmenden Öltropfen führte zur Produktion des berühmten persischen Rosenöls.

Wirkungsbereich
Weibliche Fortpflanzungsorgane, Herzchakra.

Medizinische Eigenschaften
Stimmungshebend, antidepressiv, anregend. Zusammenziehend, blutstillend. Entschlackend. Aphrodisisch. Das Herzchakra anregend.

Indikationen
Nervöse Spannung, Depression, Schlaflosigkeit, Kopfschmerzen. Hautpflege (Falten, Ekzem, empfindliche Haut, gealterte Haut). Erkrankungen der weiblichen Zeugungsorgane (Frigidität, Sterilität, Gebärmuttererkrankungen). Blutungen. Impotenz. Emotionaler Schock, Verstimmung.

Rosenwasser ist ein ausgezeichnetes, für jeden Hauttyp geeignetes Tonikum; ein gutes Mittel gegen Falten, Entzündungen, Röte, empfindliche Haut sowie gegen Entzündungen des Auges.

Rosenholz

(*Aniba rosaeodora*; *Lauraceae* – Lorbeergewächse)

Herkunftsland: Brasilien.
Destillation des zerhackten Holzes; das Öl ist farblos bis blaßgelb.
Geruch: Sehr süß, blumig, holzartig. Mischt sich sehr gut mit fast allen anderen Ölen.

Rosenholzöl ist eins der wichtigsten Öle bei der Herstellung von Parfüms, bei denen es als Herznote verwendet wird. In der Aromatherapie wurde es bisher nur wenig benutzt. Obwohl es keine sehr starken Heilkräfte besitzt (wie etwa Tea Tree oder Lavendel), finde ich es sehr nützlich, vor allem für die Hautpflege. Es ist sehr mild und kann unbedenklich verwendet werden. Es verleiht Mischungen eine klare Struktur und mildert Schärfen.

Medizinische Eigenschaften
Das Zellwachstum anregend, geweberegenerierend. Stimmungshebend, antidepressiv, anregend. Beruhigend, im Kopfbereich wirkend.

Indikationen
Mit Übelkeit verbundene Kopfschmerzen. Hautpflege (empfindliche Haut, gealterte Haut, Falten). Narben, Wunden.

Rosenholz ist ausgezeichnet für jede Art von Körper- oder Hautpflege geeignet (Badeöle, Lotionen, Masken, Gesichtspackungen).

Sandelholz

(*Santalum album*; *Santalaceae* – Sandelbaumgewächse)

Herkunftsländer: Indien, Indonesien, China.
Destillation des inneren Holzes; das Öl ist dickflüssig und gelb.
Geruch: Charakteristisch (beständig, holzartig, süß, würzig, orientalisch).
Verwendung als Fixatur bei der Herstellung hochwertiger Parfüms. Wird oft verfälscht.
Der in Indien heilige Sandelholzbaum wird

bereits in alten Sanskrit-Texten und in chinesischen Schriften erwähnt. Sein Holz wurde als Räucherwerk bei religiösen Zeremonien, in der Kosmetik und Medizin verwendet.

Organe
Harn- und Geschlechtsorgane.

Medizinische Eigenschaften
Antiseptisch (Harn- und Geschlechtsorgane, harntreibend). Antidepressiv, anregend, aphrodisisch. Krampflösend. Zusammenziehend.

Indikationen
Infektionen der Harn- und Geschlechtsorgane, Gonorrhöe, Blasenentzündung, Entzündungen durch Kolibakterien, Blennorrhöe. Impotenz.

Verbena

(*Lemon Verbena, Lippia citriodora; Verbenaceae* – Eisenkrautgewächse)

Herkunftsländer: Südfrankreich, Nordafrika.

Destillation der Blätter; das Öl ist gelblichgrün.

Geruch: Frisch, zitronenartig; ähnlich wie Lemongras, doch feiner.

Viele ätherische Öle werden fälschlich Verbena genannt. Das indische Verbena ist eine Abart von Lemongras, und das exotische Verbena ist *Litsea cubeba*. Beide Pflanzen gehören zur Familie der Gräser (siehe dort).

Das echte, aus Chile und Peru stammende *Lemon Verbena* ist ein kleiner Strauch mit einem üppigen Blattsystem. Aus den Blättern wird durch Dampfdestillation das Öl gewonnen. Der Ertrag ist sehr gering, weshalb das echte *Lemon-Verbena*-Öl sehr selten und teuer ist. Es stellt nur einen winzigen Bruchteil der verkauften Gesamtmenge dar. (Sie dürfen raten, woher der Rest kommt.)

Echtes *Lemon Verbena* verleiht Mischungen eine angenehm frische, zitronenartige Kopfnote. Die beste Anwendungsmethode ist die Zerstäubung.

Medizinische Eigenschaften
Die Lebertätigkeit und Verdauung anregend. Kühlend, erfrischend, fiebersenkend. Vegetatives Nervensystem. In niedrigen Dosen beruhigend.

Indikation
Nervosität, Schlaflosigkeit, Herzjagen. Verdauungsstörungen.

Ylang Ylang

(*Unona odorantissimum; Annonaceae* Flaschenbaumgewächse)

Ylang Ylang ist eng verwandt mit Cananga *(Cananga odorata)*. Der leichte Unterschied zwischen den beiden Ölen hängt vom Herkunftsland und der Destillationsmethode ab.

Herkunftsländer: Réunion, Komoreninseln, Madagaskar, Java, Sumatra, Philippinen.

Die Destillation der Blüten ist ein schwieriger Prozeß, der tagelang dauert. Es werden fünf verschiedene Qualitäten gewonnen, von »Extra-Superior« bis zum »fünftklassigen« Öl. Für die Aromatherapie sollte nur das »komplette« Öl verwendet werden. Das Öl ist gelblich und sirupartig.

Geruch: Süß, sinnlich, exotisch (bei manchen Menschen sogar Übelkeit erregend).

Es eignet sich gut als Fixatur.

Ylang Ylang – der Name bedeutet »Blume der Blumen« – ist ein bis zu zwanzig Meter hoher Baum, der schöne gelbe Blüten hervorbringt. In Indonesien werden diese in der Hochzeitsnacht auf dem Bett des Brautpaars verstreut. Auf den Molukken vermischt man Ylang Ylang und Cucuma-Blüten mit Kokosöl zu einer »Borri-Borri« genannten Salbe, die für die Haut- und Haarpflege sowie gegen Hautkrankheiten und als fiebersenkendes Einreibungsmittel verwendet wird.

R. W. Moncrieff schreibt in seinem Buch *Odours*: »Ylang-Ylang-Öl beruhigt und besänftigt durch Enttäuschung entstandenen Zorn.«

Medizinische Eigenschaften

Blutdrucksenkend. Aphrodisisch. Antidepressiv, beruhigend, euphorisierend. Antiseptisch (bei Darminfektionen).

Indikationen

Herzjagen, Herzklopfen. Zu hoher Blutdruck, erhöhte Atemfrequenz. Depression, nervöse Spannung, Schlaflosigkeit. Impotenz, Frigidität. Hautpflege.

Ylang Ylang, ein überaus exotisches Öl, drückt die beruhigenden, leicht euphorisierenden, sinnlichen Eigenschaften von extrem ausgeprägtem Feuer und Wasser aus, die wohlig-träge Atmosphäre tropischer Inseln. Es wird vor allem als Parfüm, als Badezusatz, zur Massage und zur Herstellung von Kosmetika verwendet. Es hat auch eine lindernde Wirkung auf die Haut und ist bei fettiger Haut empfehlenswert.

Zimt

(*Cinnamonum zeylanicum*; *Lauraceae* – Lorbeergewächse)

Herkunftsländer: Ceylon (beste Qualität), Indien, China.

Destillation der Rinde; das Öl ist rötlichbraun. Auch die Blätter werden destilliert, doch ihr Öl ist von viel geringerer Qualität.

Geruch: Charakteristisch, würzig, scharf.

Verwendung in der Lebensmittelindustrie, Pharmazie, Kosmetik- und Parfümherstellung.

Zimt ist eines der ältesten bekannten Gewürze und spielte schon vor über viertausend Jahren eine wichtige Rolle im Handel zwischen Indien, China und Ägypten. Im Jahr 2700 vor Christus führte ihn der chinesische Kaiser Shen Nung in seinem Arzneibuch auf. Zimt wird oft in der Bibel erwähnt; Jahwe befahl Moses, ihn bei der Zubereitung des heiligen Salböls zu verwenden. Er war in Griechenland und Rom eine der wichtigsten Arzneipflanzen und bekannt für seine Wirkungen auf den Magen und seine harntreibenden, anregenden und antiseptischen Eigenschaften.

Medizinische Eigenschaften

Anregend (Kreislauf, Herz und Atem). Antiseptisch, fäulnishemmend. Krampflösend. Aphrodisisch. Parasitenbekämpfend. Kann in hohen Dosen Reizungen und Krämpfe hervorrufen.

Indikationen

Grippe, allgemeine Schwäche. Krämpfe, Darminfektionen. Impotenz. Geburtshilfe (wehenfördernd).

Zistrose

(*Cistus ladaniferus*; *Cistaceae*
Zistrosengewächse)

Herkunftsländer: Spanien, Zypern.
 Geruch: Moschusartig, balsamisch.
 Enthalten in teuren Parfüms; gut als Fixatur geeignet; verleiht Mischungen eine natürliche Moschusnote.
 Die Zistrose ist ein kleiner Strauch, der in den Mittelmeerländern, vor allem auf Kreta und Zypern, in trockenen, felsigen Gegenden wächst. Ihre Blätter sondern ein Labdanum genanntes Gummi ab. Dieses Gummi wird in der Parfüm- und Kosmetikherstellung und in der Medizin seit dem Altertum sehr geschätzt und war ein Bestandteil des in der Bibel erwähnten »heiligen Salböls«.

Das Gummi bleibt an der Wolle der zwischen den Sträuchern grasenden Schafe kleben, und die Schafhirten auf Kreta und Zypern durchkämmen die Wolle, um das kostbare Gummi zu sammeln. Labdanum wurde auch gesammelt, indem man mit einer besonderen Peitsche auf die Sträucher schlug, eine Methode, die eine viel bessere Qualität ergab. Leider werden beide Methoden heute nicht mehr angewendet, und Labdanum wird nicht mehr gewonnen.

Medizinische Eigenschaften
 Anregend, zusammenziehend. Nervenberuhigend, krampflösend. Wundheilend.

Indikationen
 Durchfall, Darmerkrankungen. Nervosität, Schlaflosigkeit. Geschwüre.

Achtes Kapitel

Die Kunst des Mischens

Die Aromatherapie wirkt auf verschiedenen Ebenen. Auf körperlicher Ebene können ätherische Öle die meisten Krankheiten heilen. Ätherische Öle haben auch eine starke Wirkung auf der energetischen Ebene und einen tiefgreifenden Einfluß auf die Emotionen und die Psyche. Doch was noch wichtiger ist: Die Aromatherapie hat einen ausgesprochen spielerischen, dionysischen Aspekt – sie schenkt Freude, Heiterkeit und Mut. Im Gegensatz zu den mit schweren Geschützen auffahrenden Behandlungsmethoden, bei denen man leiden muß, um sich die Genesung zu verdienen, ist die Aromatherapie mit Freude und Genuß verbunden!

Ein sehr wichtiger Teil der Aromatherapie ist das Mischen. Es ermöglicht eine präzise und gezielte Behandlung und trägt noch mehr zu dem Aspekt des Spielerischen bei. Das Mischen ist der kreative Teil der Aromatherapie; es ist eine Kunst. Wie jede Kunst erfordert es eine Ausgewogenheit zwischen praktischer Fertigkeit und Intuition. Es gibt einige Grundregeln, doch ohne das richtige Maß an Intuition läßt sich mit diesen Regeln kein Meisterwerk erschaffen.

Die Natur bietet uns Hunderte von ätherischen Ölen an. Auf dem Markt sind fünfzig bis achtzig der gebräuchlichsten Öle (wie Lavendel, Eukalyptus, Zitrone, Bergamotte, Zedernholz und Ylang Ylang) und einige exotische und ungewöhnliche (wie Zistrose, Immortelle, Liebstöckel und Melisse) erhältlich. Die Auswahl, die von Bioläden, Apotheken und Versandgeschäften angeboten wird, ist sehr groß. Das Mischen eröffnet jedoch unendlich viele Variationsmöglichkeiten.

Das Synergie-Konzept

Wie auf fast allen Gebieten, die mit den Lebenskräften in Zusammenhang stehen, gelten in der Aromatherapie nicht die mathematischen Regeln. Das Ganze ist nicht die Summe seiner Teile: zwei plus zwei ist nicht gleich vier; es kann gleich drei oder fünf oder manchmal sogar gleich zehn sein! Wenn das Ganze größer ist als die Summe seiner Teile, nennt man dies Synergie. Manche ätherischen Öle verstärken sich gegenseitig, während andere aufeinander hemmend wirken. Das Zusammenwirken einander verstärkender Öle ist Synergie. Synergien erlauben dem Therapeuten eine exakte Behandlung.

Die Erzeugung von Synergien ist ein sehr wichtiger Teil des Mischens. Sie erfordert eine gründliche Kenntnis der ätherischen Öle, große Erfahrung und viel Intuition. Außerdem haben Mischungen individuell verschiedene Wirkungen. Eine bestimmte Kombination von Ölen kann für einen Patienten eine ausgezeichnete Hilfe darstellen, für einen anderen jedoch ungeeignet sein.

Um erfolgreich Synergie herzustellen, muß man nicht nur das zu behandelnde Symptom in Betracht ziehen, sondern auch die der Störung zugrundeliegende Ursache, das biologische Milieu und die psychologischen und emotionalen Faktoren.

All dies mag dem Anfänger schwierig erscheinen, doch wenn Sie einige Grundregeln befolgen, werden Sie imstande sein, gute Mischungen herzustellen. Vor allem sollten Sie, solange Sie noch nicht genügend Erfahrungen gesammelt haben, nicht mehr als drei oder vier Öle mischen.

Mischen Sie nicht Öle mit gegensätzlichen Wirkungen (zum Beispiel ein beruhigendes und ein anregendes Öl).

Informieren Sie sich eingehend über die Eigenschaften der Öle, die Sie mischen möchten, und achten Sie darauf, daß sie sich hinsichtlich ihrer Wirkungen auf den Patienten, den Sie behandeln möchten, auf richtige Weise ergänzen. Im Zweifel empfehlen wir den Gebrauch der Öle unter fachkundiger medizinischer Anleitung.

Sehr wichtig ist schließlich, daß der Patient eine Mischung als angenehm empfindet. Wenn Sie die Öle, von denen Sie sich eine Wirkung auf Ihren Patienten versprechen, ausgewählt haben, müssen Sie deshalb herausfinden, wie ihre Düfte zusammenpassen und die Mischung entsprechend abstimmen.

Am Ende dieses Kapitels finden Sie einige Grundregeln für Mischungsverhältnisse sowie Rezepte für verschiedene Mischungen, die sich zur Behandlung häufig vorkommender Erkrankungen gut eignen.

Prinzipien des Mischens

Wenn man Mischungen herstellt, muß man berücksichtigen, daß es ätherische Öle mit Kopf-, Herz- und Basisnoten gibt. Bei einer guten Parfümkomposition müssen diese drei Duftkategorien harmonisch ausgeglichen sein.

Außerdem nehme ich noch eine eigene Einteilung in modifizierende, verstärkende und stabilisierende Öle vor. Bei der Arbeit mit Düften kann eine solche Klassifizierung nur höchst subjektiv sein, und es kommt vor, daß verschiedene Autoren bezüglich bestimmter Öle unterschiedlicher Meinung sind. In vielen Teilen dieses Buches vergleiche ich, wenn es mir zweckmäßig erscheint, meine Erkenntnisse mit denen anderer Autoren, doch bei der Klassifizierung der Öle habe ich mich auf meine eigenen Erkenntnisse und Erfahrungen gestützt. Ich rate meinen Lesern, das gleiche zu tun, wenn sie genügend Erfahrungen gesammelt haben. Solche Klassifizierungen sind reine Hilfsmittel und sollten als solche benutzt werden. Wenn Sie bessere entdecken, zögern Sie nicht, sie anzuwenden.

Kopfnoten

Sie nimmt man bei einem Duft als erstes wahr. Sie sind nicht sehr dauerhaft, doch in einer Mischung sehr wichtig, da sie den ersten Eindruck bestimmen. Typische Kopfnoten sind Bergamotte, Bitterorangenblätter, Orangenblüte (Neroli), Zitrone, Limette, Orange (also alle Zitrusöle), Lemongras, Pfefferminze, Thymian, Zimt und Gewürznelke.

Kopfnoten sind scharf, durchdringend, flüchtig, extrem und entweder heiß oder kalt, doch niemals warm.

Bestimmte Kopfnoten können großzügig verwendet werden (Zitrone, Bergamotte, Bitterorangenblätter), die schärfsten jedoch nur in sehr kleinen Mengen (Zimt, Gewürznelke, Thymian).

Herznoten

Sie bestimmen den Charakter einer Mischung; sie mildern zu scharfe Nuancen und runden die Mischung ab. Typische Herznoten sind Rosenholz, Geranie, Lavendel, Kamille und Majoran. Sie sind warm, rund, weich und mild. Oft werden sie als Verstärker benutzt; das heißt, die Öle werden der Mischung nicht so sehr wegen ihrer medizinischen Eigenschaften hinzugefügt, sondern vor allem wegen ihrer Duftqualitäten.

Herznoten bilden im allgemeinen den Hauptbestandteil der Mischung (fünfzig bis achtzig Prozent).

Basisnoten

Basisnoten (oder Fixateure) ziehen die Mischung in die Haut und verleihen ihr Tiefe und Beständigkeit. Typische Basisnoten sind Zistrose, Muskatellersalbei, Patschuli, Myrrhe, Olibanum, Zedernholz und Vetiver. Ihr Geruch ist, wenn man an der Flasche riecht, häufig nur schwach, doch auf der Haut entfalten sie ihre Wirkung, die mehrere Stunden oder bei animalischen Fixaturen wie Moschus und Zibet tagelang anhält.

Der erste Eindruck von einem Fixateur ist oft nicht sehr angenehm (Moschus und Zibet riechen ausgesprochen widerlich, Patschuli empfinden viele Menschen als unangenehm und Vetiver und Zistrose als merkwürdig), doch ohne sie könnte kein gutes Parfüm hergestellt werden. Sie sollten sparsam verwendet werden, damit sie nicht zu stark hervortreten, und ihr Anteil macht bei Mischungen selten mehr als fünf Prozent aus. Bei einer Mischung, die im Zerstäuber verwendet wird, sind sie nicht unbedingt erforderlich, bei einer, die auf die Haut aufgetragen werden soll, jedoch fast unentbehrlich.

Basisnoten sind kräftig, intensiv und durchdringend. Die meisten werden traditionell für rituelle Zwecke verwendet. Sie wirken auf die Chakras und haben tiefgreifende Wirkungen auf der mentalen, emotionalen und spirituellen Ebene und auf den Astralkörper.

Ätherische Öle haben eine ziemlich komplizierte chemische Zusammensetzung, und viele besitzen deshalb Noten verschiedener Kategorien. Bestimmte Öle umfassen sogar das gesamte Spektrum von der Kopf- bis zur Basisnote. Dies ist der Fall bei Ylang Ylang (mit einer Dominanz der Herz- und Basisnote) und bei Rose (mit einer Dominanz der Kopf- und Herznote). Da solche Öle höchst ausgewogen sind, besitzen sie die angenehmsten Düfte, die die Natur zu bieten hat und können in reiner Form als Parfüm verwendet werden.

Stabilisatoren

Sie sind Öle, die Mischungen die Schärfe nehmen. Sie runden ab, füllen Lücken und verleihen einer Komposition die Harmonie. Sie mildern die Intensität der stärksten Bestandteile. Ihre Wirkung hängt von der Art der Mischung ab.

Rosenholz und wilder spanischer Majoran sind generell wirksame Stabilisatoren.

Orange und Mandarine passen ausgezeichnet zu anderen Zitrusölen (Neroli, Bitterorangenblätter, Bergamotte), Gewürzölen (Gewürznelke, Zimt, Muskat) und Blütenölen (Ylang Ylang, Jasmin, Rose, Geranie).

Tanne und Kiefer eignen sich gut zur Verbesserung von Mischungen aus Ölen von Myrtengewächsen und Nadelhölzern.

Der Hauptzweck von Stabilisatoren ist, die Mischung zusammenzuhalten, ohne ihren Charakter wesentlich zu verändern. Sie können in ziemlich großen Mengen verwendet werden (bis zu einem Anteil von fünfzig Prozent), vor allem, wenn es sich um Mischungen handelt, die sehr scharfe Öle enthalten.

Sie eignen sich auch gut zur Mischung mit sehr kostbaren Ölen wie Rose, Jasmin, Orangenblüte (Neroli) und Melisse.

Modifikatoren

Die intensivsten Düfte (wie Gewürznelke, Zimt, Pfefferminze, Thymian, blaue Kamille, Zistrose und Patschuli) sollten sehr sparsam verwendet werden (bis zu einem Anteil von zwei Prozent oder drei Prozent).

Diese ätherischen Öle haben schon in sehr kleinen Mengen (bereits bei einem Anteil von einem Prozent) einen starken Einfluß auf die Duftqualität der Mischung. Sie sind an beiden Enden des Spektrums zu finden und bestimmen die Schärfe und Tiefe der Mischung.

Sie verleihen ihr das gewisse Etwas und den besonderen Charakter (den jedoch ein oder zwei Tropfen zuviel zerstören können).

Wenn eine Mischung langweilig und uninteressant ist, können Sie sie durch Hinzufügen eines solchen Öls – auf eigenes Risiko und bitte Tropfen um Tropfen – eventuell verbessern.

Verstärker

Zur Kategorie der Verstärker gehören Bergamotte, Zedernholz, Geranie, Muskatellersalbei, Lavendel, Zitrone, Limette, *Litsea cubeba*, Geraniumgras, Sandelholz, Schwarzfichte, Ylang Ylang und (aus der Klasse der kostbaren Öle) Jasmin, Rose, Orangenblüte (Neroli) und Myrrhe.

Auch Öle wie Cajeput, Eukalyptus, Niaouli und Rosmarin können in diese Kategorie eingereiht werden, doch eignen sie sich am besten für Mischungen, die zur Inhalation verwendet werden (Zerstäuber, Sauna, Dampfbad).

Diese Öle, die schon für sich allein einen angenehmen Duft haben, besitzen genug Persönlichkeit, um eine Mischung zu modifizieren und ihr eine persönliche Note zu verleihen, ohne daß sie zu stark hervortreten, wenn man sie in vernünftigen Mengen verwendet. Eine Mischung kann bis zu fünfzig Prozent aus Verstärkern bestehen, wobei der Anteil eines einzelnen Öls selten mehr als fünfzehn Prozent beträgt.

Dosierung und Mischungsverhältnis bei einigen Grundpräparaten

Wenn Sie eine Mischung zubereitet haben, können Sie sie in dieser konzentrierten Form nur zur Inhalation (Zerstäuber, Sauna, Dampfbad) benützen.

Für die meisten anderen Zwecke muß einem Teil der Mischung eine Trägersubstanz hinzugefügt werden. Hier einige Dosierungsanleitungen für die gebräuchlichsten Präparate.

Massageöl
Für die Ganzkörpermassage.
50 Tropfen Mischung in 120 g Trägeröl.

Massageöl-Konzentrat
Für die Massage eines einzelnen Körperteils (zum Beispiel Lenden, Hüften, Beine). Diese Dosierung ist angezeigt zur Behandlung von Zellulitis, Rheumatismus, Sportverletzungen, Unterleibskrämpfen.
50 Tropfen Mischung in 60 g Trägeröl.

Salbe
Für akute Erkrankungen oder lokale Anwendung wie Akupressur, Chakraarbeit, akute Muskel- oder Gelenkschmerzen.
50 Tropfen Mischung in 30 g Trägeröl.

Gesichtsöl
10 Tropfen Mischung in 30 g Trägeröl (zum Beispiel Jojoba).

Badegel, Badeöl
15 g Mischung in 360 g neutralem Gel oder Trägeröl.

Lotion
40 Tropfen Mischung in 120 g neutraler Lotion.

Shampoo oder Festiger
50 Tropfen Mischung in 120 g neutralem Shampoo oder Festiger.

Haaröl
50 Tropfen Mischung in 60 g Jojobaöl.

Nähere Informationen über die verschiedenen Präparate sind auch im Fünften Kapitel (Die Anwendung der ätherischen Öle) zu finden.

Die Träger

Viele Pflanzenöle können als Träger für Präparate der Aromatherapie verwendet werden. Nachstehend die gebräuchlichsten Trägeröle mit ihren Eigenschaften.

Aprikosenkernöl
Ein feines, nährendes Öl; besonders empfehlenswert für die Hautpflege.

Avokadoöl
Wird wegen seiner nährenden, aufbauenden Eigenschaften und seines hohen Vitamingehalts hauptsächlich für die Hautpflege benützt.

Borretschöl
Ein sehr beliebtes Öl für die Hautpflege. Es hat einen sehr hohen Gehalt (19 bis 24 Prozent) an Gammalinolensäure (GLA). GLA ist der Ausgangsstoff für eine Pro-

staglandinart, die die Schutzfunktion der Hautzellen steigert. Untersuchungen haben ergeben, daß auf die Haut aufgebrachte GLA sich mit den Phospholipid-Molekülen verbindet. Wegen seiner verjüngenden Eigenschaften empfehlenswert für Gesichtsöle. Sollte im Kühlschrank aufbewahrt werden.

Canolax

»Kanadisches Öl«. Ein sehr altes, vor kurzem wiederentdecktes Öl, das aus Rübsamen gewonnen wird. Es ist sehr leicht und farblos und dringt sehr gut in die Haut ein, so daß es sich ausgezeichnet als Träger für Massageöle eignet. Sein hoher Gehalt an Linolensäure verhindert, daß es ranzig wird.

Nachtkerzenöl

Ein teures Öl, das sich wegen seines hohen Gehalts an Gammalinolensäure hervorragend für die Hautpflege eignet (siehe auch Borretschöl). Es empfiehlt sich, Gesichtsölen kleine Mengen davon hinzuzufügen. Da es sich um ein hoch ungesättigtes Öl handelt, wird es leicht ranzig und sollte im Kühlschrank aufbewahrt werden.

Traubenkernöl

Ein Öl, das erst relativ kurz auf dem Markt ist, sich aber in der Kosmetik und bei Massagetherapeuten bereits großer Beliebtheit erfreut. Es ist sehr leicht und farblos und dringt gut in die Haut ein. Zur Reinigung und Anregung.

Haselnußöl

Ein nährendes, die Hautfeuchtigkeit erhöhendes Öl, das in zahlreichen Hautpflegepräparaten (Coldcremes, Massageölen, Körperölen, Lippenstiften) enthalten ist.

Jojobaöl

Jojobaöl ist eigentlich ein Wachs und wird deshalb nicht ranzig. Aus diesem Grund ist es ein idealer Träger für Parfümöle. Einige Autoren behaupten, daß es leicht die Poren verstopft; andere loben seine lindernden und nährenden Eigenschaften. Es eignet sich auch sehr gut zur Haarpflege und empfiehlt sich deshalb als Träger für Haaröle.

Rosa musceta

Wird aus chilenischen Hagebuttensamen gewonnen. Ebenfalls ein Öl mit hohem Gehalt an Gammalinolensäure. Es wirkt lindernd, nährend und geweberegenerierend. Empfehlenswert für Gesichtsöle.

Sesamöl

Gut geeignet zum Sonnenschutz. Sesamol und Sesamolin sind natürliche Antioxidantien (die sich nur im reinen kaltgepreßten Öl finden).

Weizenkeimöl

Hoher Vitamingehalt (E, A und B). Verhindert, wenn man es anderen Ölen beimischt, wegen seiner oxidationshemmenden Eigenschaften das Ranzigwerden. Wirkt geweberegenerierend und verbessert die Hautelastizität. Da es relativ schwer ist und einen ziemlich starken Geruch hat, wird es Trägerölen nur in geringen Mengen beigegeben.

Rezept für Gesichts-Basisöl
(Gesamtmenge 90 g)
Traubenkernöl: 30 g
Jojobaöl: 30 g
Weizenkeimöl: 15 g
Nachtkerzenöl, Borretschöl oder *Rosa musceta* (oder eine Kombination dieser drei): 15 g

Rezept für Massage-Basisöl
(Gesamtmenge 120 g)
Canolaöl: 60 g
Traubenkernöl: 45 g
Weizenkeimöl: 15 g

Problem des Ranzigwerdens

Außer Jojoba, das ein Wachs ist, oxidiert schließlich jedes Pflanzenöl und wird ranzig. Bewahren Sie deshalb Ihre Basisöle in fest verschlossenen, dunklen Flaschen auf, und stellen Sie sie an einen kühlen Platz (wenn Sie sie nicht oft benutzen, in den Kühlschrank). Wie erwähnt, haben ätherische Öle oxidationshemmende Eigenschaften, und deshalb halten sich Aromatherapiepräparate länger als die reinen Trägeröle, doch nach einer gewissen Zeit werden auch sie ranzig. Bei richtiger Aufbewahrung bleiben sie jedoch mindestens sechs Monate frisch.

Rezepte für einige häufige Erkrankungen

Einige Hersteller bieten eine umfassende Auswahl fertiger Mischungen zur Behandlung einer großen Zahl von Erkrankungen an (siehe Anhang).

Ich empfehle Ihnen jedoch, Ihre Mischungen selbst herzustellen, da dies Freude macht und die Wirksamkeit der Aromatherapie erhöht. Die folgenden Rezepte mögen Ihnen dabei als Richtlinien dienen. Sobald Sie mit den Eigenschaften der Öle besser vertraut sind, werden Sie in der Lage sein, Ihre Mischungen selbst zusammenzustellen.

Mit Ansammlung und Ausscheidung zusammenhängende Erkrankungen

Ansammlungen (Gifte, Flüssig-keit), Ausscheidungsstörungen		Zellulitis		Fettleibigkeit, Wasseransammlung	
Engelwurz	5	Fenchel	10	Fenchel	10
Kümmelsamen	5	Grapefruit	15	Grapefruit	25
Karottensamen	5	Thymian, roter	5	Zitrone	20
Koriandersamen	5	Zypresse	10	Limette	10
Fenchel	10	Birke	10	Orange	10
Wacholder	10	Geranie	10	Mandarine	10
Birke	20	Zitrone	20	Thymian, roter	5
Grapefruit	20	Rosmarin	20	Birke	10
Orange	20				

Anwendungsmethoden
Bad, Kompresse, Massage, Einreibung/Salbe, Körperwickel.

Ergänzende Behandlung
Ernährung: Viel Flüssigkeit trinken (Kräutertee oder Wasser), vor allem ein Glas morgens auf nüchternen Magen. Wenig Fleisch, Kohlehydrate, Milchprodukte, Salz. Viel rohes oder gedünstetes Gemüse (besonders Wurzeln).
Körperliche Übungen.
Zellulitis: Massage, Einreibungen, kalte Duschen.
Fettleibigkeit: Emotionale Unterstützung oder Psychotherapie möglicherweise erforderlich. Aufbau des Selbstwertgefühls. Sich selbst gut behandeln.

Menstruationsstörungen; Frauenkrankheiten

Amenorrhöe Dysmenorrhöe		Weibliche Fortpflanzungs- organe (Regulierung)		Frigidität	
Kamille, wilde	10	Kamille, römische	5	Muskatellersalbei	5
Kamille, römische	5	Kamille, deutsche	5	Jasmin	10
Kamille, deutsche	5	Muskatellersalbei	5	Rose	10
Beifuß	10	Fenchel	5	Ylang Ylang	20
Flohminze	10	Rose	5	Sandelholz	10
Muskatellersalbei	5	Majoran	40	Mandarine	45
Fenchel	10	Lavendel	35		
Majoran	20				
Lavendel	25				

Klimakterium		Prämenenstruelles Syndrom	
Kamille, römische	5	Muskatellersalbei	10
Kamille, deutsche	5	Fenchel	10
Beifuß	5	Karottensamen	5
Salbei	5	Lavendel	20
Geranie	10	Majoran	30
Bergamotte	20	Beifuß	5
Lavendel	25	Rosenholz	20
Jasmin	5		
Ylang Ylang	20		

Anwendungsmethoden
Bad, Kompresse, Massage, Einreibung/
Salbe, Spülung.

Gelenk- und Muskelerkrankungen

Arthritis		Muskel- und Gelenkschmerzen		Rheumatismus	
Birke	30	Birke	40	Birke	20
Ingwerwurzel	10	Origano	5	Cajeput	10
Wacholder	10	Lorbeer	5	Ingwerwurzel	10
Majoran	20	Pfeffer	5	Wacholder	10
Rosmarin	20	Pfefferminze	20	Rosmarin	10
Thymian, roter	5	Gewürznelke	5	Thymian, roter	5
Vetiver	5	Muskat	10	Majoran	20
		Rosmarin	10	Muskat	10
				Pfeffer	5

Anwendungsmethoden

Bad, Kompresse, Massage, heißer Breiumschlag, Einreibung/Salbe.

Ergänzende Behandlung

Ernährung: Viel Flüssigkeit (Kräutertee und Wasser) trinken. Wenig Salz. Rohes und gedämpftes Gemüse (Sellerie, Kohl, Wurzeln).

Besonders empfehlenswert sind Massagen und Bäder. Leichte Körperübungen.

Erkrankungen der Atmungsorgane

Bronchitis		Erkältung		Atmungsorgane	
Eukalyptus	30	Kiefer	20	Cajeput	20
Tanne	20	Schwarzfichte	20	Eukalyptus	20
Ysop	10	Therebentin	20	Tanne	20
Lavendel	10	Eukalyptus	20	Lavendel	20
Myrte	10	Lavendel	20	Niaouli	10
Kiefer	10			Pfefferminze	10
Schwarzfichte	10				

Schwächung des Atmungssystems		Nebenhöhlenentzündung	
Tanne	40	Eukalyptus	40
Kiefer	30	Lavendel	40
Schwarzfichte	30	Pfefferminze	20

Anwendungsmethoden
Zerstäuber, Kompresse, Massage, Einreibung/Salbe.

Ergänzende Behandlung
Atemübungen, Spaziergänge im Wald oder am Strand.
Ernährung: Wenig Kohlehydrate und Milchprodukte.

Blutkreislauf und Verdauung

Blutergüsse		Kreislauf (Krampfadern, kalte Füße)		Verdauungssystem		Erschöpfung, Anämie, Rekonvaleszenz	
Immortelle	20	Benzoeharz	15	Bergamotte	10	Basilikum	10
Geranie	20	Zimtblatt	5	Kümmel	5	Kardamom	10
Lavendel	50	Zypresse	20	Kardamom	5	Ingwerwurzel	10
Kamille, blaue	10	Zitrone	30	Koriandersamen	5	Wacholder	5
		Origano	10	Fenchel	5	Muskat	10
		Geranie	20	Ingwerwurzel	5	Pfefferminze	10
				Grapefruit	10	Rosmarin	30
				Zitrone	25	Minze, grüne	15
				Orange	20		
				Mandarine	20		

Anwendungsmethoden
Blutergüsse: Lotion, Einreibung/Salbe.
Kreislauf: Bad, Kompresse, Massage, Einreibung/Salbe.
Verdauungssystem: Bad, Massage, Einreibung/Salbe.
Erschöpfung, Anämie, Rekonvaleszenz: Bad, Zerstäuber, Massage, Einreibung/Salbe.

Kopfschmerzen, Impotenz, Infektionskrankheiten

Kopfschmerzen		Migräne		Migräne (aufgrund von Verdauungsstörungen)	
Kamille, römische	10	Lavendel	30	Basilikum	10
Pfefferminze	20	Majoran	30	Kamille, römische	10
Rosenholz	40	Melisse	10	Ingwerwurzel	10
Minze, grüne	10	Pfefferminze	20	Lavendel	20
Lavendel	20	Minze, grüne	10	Majoran	30
				Pfefferminze	20
				Minze, grüne	10

Anwendungsmethoden
Kompresse, Zerstäuber, Massage, Einreibung/Salbe.

Ergänzende Behandlung
Entspannung, Atemübungen.
Keine schwerverdaulichen Nahrungsmittel (Fleisch, Eier, fette Soßen und so weiter).
Körperliche Übungen.

Impotenz (Orientalische Mischung)		(Würzige Mischung)	
Muskatellersalbei	10	Muskatellersalbei	10
Jasmin	20	Ingerwurzel	10
Sandelholz (Mysore)	20	Muskat	10
Ylang Ylang	20	Pfeffer	10
Rosenholz	20	Pfefferminze	10
Vetiver	10	Sandelholz (Mysore)	20
		Ylang Ylang	20
		Vetiver	10

Anwendungsmethoden
Bad, Kompresse, Massage, Einreibung/Salbe.

Ergänzende Behandlung
Entspannung, körperliche Übungen. Vermeidung von Streß. Eiweißreiche, kräftige, gewürzte Nahrung (Fleisch kann empfehlenswert sein).
Übermäßigen Alkoholgenuß vermeiden.

Infektionskrankheiten, Vorbeugung bei Epidemien

Eukalyptus	30
Lavendel	20
Myrte	20
Pfefferminze	10
Tea Tree	10
Thymian, roter	10

Anwendungsmethoden
Bad, Kompresse, Zerstäuber, Massage, Einreibung/Salbe.

Insektenmittel

Flöhe		Moskitos		Motten	
Lavendel	30	Zitronellgras	25	Lavendel	50
Lavandin	30	Geranie	25	Lavandin	50
Flohminze	20	Lemongras	25		
Lavendel *(L. spica)*	20	Flohminze	25		

Anwendungsmethoden
Flöhe: Zerstäuber, Einreibung/Salbe, Versprühen.
Moskitos: Zerstäuber, Lotion, Einreibung/Salbe.
Motten: Zerstäuber, Verdunstung aus Gefäßen.

Schlaflosigkeit

Kamille, römische	10	Majoran	20
Lavendel	20	Orangenblüte (Neroli)	20
Majoran	20	Orange	20
Orange	20	Mandarine	20
Mandarine	20	Ylang Ylang	20
Ylang Ylang	10		

Anwendungsmethoden
Bad, Zerstäuber, Massage.

Ergänzende Behandlung
Entspannung, Yoga, Atemübungen.
Körperliche Übungen.
Vermeidung von Streß.
Ausgeglichene Ernährung. Empfehlenswert: Vitamine und Mineralien.

Psychische Störungen, Streß, Anregung des Gehirns
Anwendungsmethoden für die Mischungen dieser Rubrik: Zerstäuber, Massage, Bad

Angst		Depression (beruhigend)		Depression (stimmungsaufhellend)	
Benzoeharz	10	Bergamotte	10	Zitrone	10
Bergamotte	10	Geranie	15	Limette	20
Muskatellersalbei	10	Jasmin	10	Melisse	10
Jasmin	10	Bitterorangenblätter	10	Pfefferminze	10
Zitrone	10	Rose	5	Bitterorangenblätter	20
Patschuli	10	Sandelholz (Mysore)	10	Rosmarin	20
Bitterorangenblätter	20	Ylang Ylang	20	Thymian (Zitrustyp)	10
Rosenholz	20	Rosenholz	20		

Anwendungsmethoden
Bad, Zerstäuber, Massage.

Ergänzende Behandlung
Entspannung, sich verwöhnen. Ein neues Projekt beginnen. Körperliche Übungen. Ausgeglichene Ernährung. Empfehlenswert: Vitamine und Mineralien.

Schock, Kummer		Neurasthenie		Traurigkeit	
Melisse	10	Lavendel	20	Benzoeharz	20
Orangenblüte (Neroli)	10	Melisse	10	Rosenholz	40
Rose·	10	Patschuli	10	Jasmin	10
Mandarine	60	Rosmarin	40	Rose	10
Sandelholz	10	Thymian (Zitrustyp)	20	Ylang Ylang	20

Anwendungsmethoden
   Bad, Zerstäuber, Massage.

Ergänzende Behandlung
Yoga, Meditation. Psychotherapie und emotionale Unterstützung sind sehr zu empfehlen.

Energieverlust		Schlechtes Gedächtnis		Geistige Erschöpfung	
Benzoeharz	10	Basilikum	10	Basilikum	20
Zedernholz	20	Gewürznelke	10	Kardamom	20
Muskatellersalbei	10	Ingwerwurzel	10	Ingwerwurzel	20
Tanne	30	Wacholder	10	Pfefferminze	20
Schwarzfichte	30	Bitterorangenblätter	30	Rosmarin	20
		Rosmarin	30		

Anwendungsmethoden
   Bad, Zerstäuber, Massage.

Ergänzende Behandlung
   Vitamine und Mineralien.
   Verminderung von Streß.
   Ausgeglichene Ernährung (genügend Eiweiß).

Nervöse Spannung, Nervosität		Streß		Spannungen	
Geranie	10	Zedernholz	15	Muskatellersalbei	20
Lavendel	10	Muskatellersalbei	10	Majoran	20
Majoran	20	Tanne	20	Lavendel	20
Melisse	10	Kiefer	15	Ylang Ylang	20
Orangenblüte (Neroli)	10	Schwarzfichte	20	Bitterorangenblätter	20
Mandarine	30	Ylang Ylang	20		
Ylang Ylang	10				

Ergänzende Behandlung
Entspannung (Yoga, Meditation).
Sehr zu empfehlen sind Massagen und Bäder.

Hautpflege

Akne		Dermatitis		Falten	
Bergamotte	10	Zedernholz	10	Muskatellersalbei	5
Wacholder	5	Wacholder	5	Olibanum	5
Lavendel	10	Lavendel	10	Myrrhe	5
Geraniumgras	20	*Litsea cubeba*	10	Patschuli	5
Pfefferminze	5	Geraniumgras	20	Rose	10
Rosmarin	10	Pfefferminze	10	Rosmarin	20
Sandelholz (Mysore)	10	Rosenholz	20	Rosenholz	30
Thymian (Zitrustyp)	30	Thymian (Zitrustyp)	15	Geranie	20

Anwendungsmethoden
Gesichtsmasken

Hautpflege

Trockene Haut		Fettige Haut		Empfindliche Haut	
Muskatellersalbei	10	Muskatellersalbei	10	Kamille, römische	5
Jasmin	10	Ylang Ylang	20	Immortelle	5
Geraniumgras	30	Lavendel	10	Jasmin	10
Rosmarin	20	Zitrone	30	Orangenblüte (Neroli)	10
Rose	10	Geranie	20	Rose	10
Sandelholz	20	Olibanum	10	Rosenholz	60

Anwendungsmethode:
  Gesichtsmaske

Haarpflege

Fettiges Haar		Haarausfall, Haarwuchs		Schuppen	
Zedernholz	25	Lorbeer	20	Zedernholz	20
Salbei	25	Muskatellersalbei	10	Patschuli	20
Lemongras	25	Ylang Ylang	20	Rosmarin	20
Rosmarin	25	Zedernholz	20	Salbei	20
		Rosmarin	20	Tea Tree	20
		Salbei	10		

Anwendungsmethoden:
  Shampoo, Spülung, Lotion, Haaröl

Chakra-Energie*
Anwendungsmethoden: Salbe, Zerstäuber, Massage

Kronenchakra		Drittes Auge		Herzchakra	
Benzoeharz	10	Zistrose	5	Benzoeharz	40
Zistrose	5	Olibanum	5	Melisse	10
Olibanum	5	Myrrhe	10	Orangenblüte (Neroli)	30
Myrrhe	10	Sandelholz (Mysore)	20	Rose	20
Sandelholz (Mysore)	20	Schwarzfichte	50		
Schwarzfichte	40	Beifuß	10		
Rose	10	*			

Solarplexus		Sexualchakra		Wurzelchakra	
Rosmarin	30	Jasmin	20	Pfeffer	40
Salbei	20	Ylang Ylang	30	Vetiver	30
Zitrone	30	Sandelholz	20	Olibanum	30
Gewürznelke	10	Mandarine	30		
Wacholder	10				

Anwendungsmethoden:
 Salbe, Zerstäuber, Massage

*) Anm. d. Ü.: Über das Kehlchakra keine Angaben im Original.

Yoga, Meditation, Rituale		Astralkörper		Mediale Fähigkeiten	
Zedernholz	20	Lavendel	20	Zistrose	5
Zistrose	5	Majoran	30	Elemi	10
Tanne	30	Melisse	10	Olibanum	10
Myrrhe	5	Patschuli	10	Myrrhe	10
Sandelholz (Mysore)	15	Rosmarin	20	Zedernholz	25
Schwarzfichte	25	Thymian (Zitrustyp)	10	Schwarzfichte	40

Neuntes Kapitel

Register der ätherischen Öle und der Therapien

Die zwei folgenden Register sollen Ihnen helfen, schnell die Informationen zu finden, die Sie für den täglichen praktischen Gebrauch der ätherischen Öle benötigen. Ihre Fülle mag auf den ersten Blick überwältigend erscheinen, doch hoffe ich, daß Ihnen der Überblick von Nutzen sein wird.

Viele der hier angeführten Öle sind in anderen Büchern nicht zu finden. Ich gehe auch auf die unterschiedlichen Eigenschaften einer Spezies ein (zum Beispiel bei den verschiedenen Kamillearten oder den Chemotypen von Thymian). Da es mehrere hundert ätherische Öle gibt, können natürlich nicht alle erwähnt werden, doch habe ich in die Register sämtliche gebräuchlichen Öle aufgenommen sowie alle jene, die therapeutisch von Bedeutung und auf dem Markt erhältlich sind.

Im Register der ätherischen Öle habe ich Abkürzungen benutzt, die auf die Anwendungsmethoden bei den angeführten Erkrankungen hinweisen. Diese Abkürzungen bedeuten:

Z: Zerstäuber
M: Massage
B: Bad
G: Gesichtsmaske
K: Kompresse
L: Lotion
O: Öl (Gesichtsöl, Körperöl)
S: Salbe

In der letzten Spalte ist die Wirkungsstärke angegeben, die das Öl bei der entsprechenden Krankheit hat. Ich hoffe, daß sich all diese Informationen als nützlich erweisen werden.

Ätherische Öle

Öl	Eigenschaften	Indikationen	Anwen-dungs-methoden	Wir-kungs-stärke
Anis	*Medizinisch*			
Pimpinella	Blähungstreibend	Luftschlucken	MBK	4
anisum	Verdauungsanregend	Verdauungsstörungen, Migräne	ZKS	4
Doldenblütler	Krampflösend	Krämpfe der Verdauungsorgane	MBKS	3
	Milchtreibend	Ungenügende Muttermilchproduktion	MBKS	3
	Aphrodisisch	Frigidität, Impotenz	MBKS	2
Basilikum	*Medizinisch*			
Ocymum	Antiseptisch (Darm)	Darminfektionen	MKS	3
basilicum	Kräftigend	Vitalzentren	ZMBS	4
Lippenblütler	Kopfwirksam	Migräne	ZKS	4
	Krampflösend, magenwirksam	Dyspepsie, Magenkrämpfe	MKS	3
	Geburt und Stillen erleichternd	Stillen, Schwangerschaft	ZMBS	2
	Geist, Emotionen, Psyche			
	Anregend	Gedächtnisschwäche, neurovegetatives System	ZMBS	4
	Kräftigend (Nerven)	Nervöse Erschöpfung, geistige Erschöpfung Streß	ZMBS	4
Beifuß	*Medizinisch*			
Artemisia	Milchtreibend	Amenorrhöe, Dysmenorrhöe, Klimakterium, prämenstruelles Syndrom	MBKS	5
vulgaris				
Korbblütler	Schmerzstillend	Zahnen, Zahnschmerzen	S	4
	Ausgleichend	Weibliche Fortpflanzungsorgane	ZMBKS	5
	Gallenabsonderung fördernd	Leber- und Gallenerkrankungen	MBKS	3
	Wurmtreibend	Spul- und Madenwürmer	MBS	3
	Geist, Emotionen, Psyche			
	Öffnend	Traum, mediale Arbeit	ZS	5
	Kontraindikationen			
	Abtreibend	Schwangerschaft	ZMBS	4

Öl	Eigenschaften	Indikationen	Anwen-dungs-methoden	Wir-kungs-stärke
Benzoeharz	*Körperpflege, Hautpflege*			
Styrax benzoin	Verjüngend, kräftigend	Hautelastizität	GKLOS	2
Styraxbaum-	*Medizinisch*			
gewächse	Beruhigend, ausgleichend	Energetische Unausgewogenheit	ZMB	4
	Regulierend	Sekretionen	MBKS	3
	Schleimlösend	· Bronchitis	ZMBK	3
	Lindernd	Husten, Kehlkopfentzündung	Z	3
	Anregend	Kreislauf	MBKS	2
	Antiseptisch, harntreibend	Infektionen des Urogenitaltrakts und der Harnwege	MBK	2
	Heilend	Aufgesprungene, rissige Haut, Dermatitis, Hautreizungen, Hautausschläge, Wunden	KLS	4
	Geist, Emotionen, Psyche			
	Reinigend	Vertreibung schlechter Laune	ZS	3
	Anregend	Kronenchakra, Herzchakra	ZS	3
	Beruhigend, euphorisierend	Angst, Einsamkeit, Traurigkeit	ZMBS	3
	Beruhigend, stimmungshebend	Erschöpfung (psychisch und emotional)	ZMBS	3
Bergamotte	*Körperpflege, Hautpflege*			
Citrus	Antiseptisch, wundheilend	Akne, Ekzem, Seborrhöe	GKLO	3
bergamia	*Medizinisch*			
Rauten-	Erfrischend	Heißes Klima	ZMBLS	3
gewächse	Anregend	Verdauungsstörungen	MBK	3
	Ausgleichend	Nervensystem	ZMBS	4
	Krampflösend, verdauungs-fördernd	Koliken, Darminfektionen	MKS	
	Antiseptisch, wundheilend	Weißfluß, Scheidenentzündung	MS	3
	Geist, Emotionen, Psyche			
	Antidepressiv, stimmungsaufhellend	Angst, Depression	ZMB	4
	Kontraindikationen			
	Erhöht die Lichtempfindlich-keit	Nicht vor Sonnenbädern anwenden	MGKLOS	3
Birke	*Medizinisch*			
Betula lenta	Schmerzstillend	Arthritis, Muskel- und Gelenkschmerzen, Rheumatismus	MBKS	4
und				
Betula nigra	Reinigend, ableitend	Ansammlungen (Gifte, Flüssigkeit)	MBKS	3
Birken-				
gewächse				

Öl	Eigenschaften	Indikationen	Anwen-dungs-methoden	Wir-kungs-stärke
Bitter-	*Medizinisch*			
orangenblätter	Verdauungsfördernd, anregend	Verdauungsstörungen	MBK	3
(Petitgrain	Krampflösend,	Blähungen, Dyspepsie	MBKS	3
biguarade)	verdauungsfördernd			
Rauten-	*Geist, Emotionen, Psyche*			
gewächse	Klärend, erfrischend	Verwirrung	ZMBS	4
	Antidepressiv,	Angst, Depression	ZMB	3
	stimmungsaufhellend			
	Anregend, kräftigend	Gedächtnisschwäche, geistige Erschöpfung, geistige Überbelastung, Nervensystem	ZMBS	4
Bohnenkraut	*Medizinisch*			
Satureia	Anregend	Nervensystem	ZMBS	4
montana	Antibiotisch, antiseptisch	Infektionskrankheiten	ZMBKS	5
Lippenblütler	Kräftigend	Anämie, Asthenie, Erschöpfung	ZMB	4
	Schmerzstillend, hautrötend	Arthritis, Rheumatismus	MBKS	4
	Kontraindikationen			
	Hautreizend	Unverdünnt oder hochkonzentriert	BGK	4
Cajeput	*Medizinisch*			
Melaleuca	Ausgleichend, harmonisierend	Energetische Unausgewogenheit	ZMB	3
leucadendron	Antiseptisch, krampflösend	Atmungssystem	ZMBKS	5
Myrten-	Antiseptisch	Infektionskrankheiten	ZMBKS	4
gewächse	Antiseptisch (Harnwege)	Blasenentzündung, Harnleiterentzündung, Infektionen der Harnwege	MBK	4
	Hustenlindernd, schleimlösend	Asthma, Bronchitis, Tuberkulose	ZMBKS	5
	Antineuralgisch	Rheumatismus	MBKS	3
	Antiseptisch (Darm)	Amöbenruhr, Durchfall, Ruhr	MB	3
	Schmerzstillend, antiseptisch	Ohrenschmerzen	S	4
	Antiseptisch, schleimlösend	Nebenhöhlenentzündung	ZS	5
Elemi	*Medizinisch*			
Canarium	Kühlend, trocknend,	Infizierte Wunden	GKLOS	3
luzonicum	wundheilend			
Balsambaum-	Regulierend	Sekretionen	MBKS	4
gewächse	Lindernd, schleimlösend	Katarrh	Z	2
	Lindernd	Atmungssystem	ZMBKS	2
	Geist, Emotionen, Psyche			
	Kräftigend	Mediale Fähigkeiten	ZS	3

Öl	Eigenschaften	Indikationen	Anwendungs-methoden	Wirkungsstärke
Engelwurz	*Medizinisch*			
Angelica	Reinigend, ableitend	Ansammlungen (Gifte, Flüssigkeit)	MBGKLO	4
archangelica	Verdauungsfördernd	Verdauungsstörungen, Migräne	ZKS	3
Dolden-	Vitalisierend, kräftigend	Anämie, Asthenie, Anorexie,	ZMB	4
gewächse		Rekonvaleszenz, Rachitis		
	Blähungstreibend	Luftschlucken	MBK	3
	Reinigend, ableitend	Gicht	MKS	3
	Krampflösend	Krämpfe des Verdauungssystems	MBKS	3
Estragon	*Medizinisch*			
Artemisia	Krampflösend,	Krämpfe des Verdauungssystems,	MKS	4
dracunculus	verdauungsfördernd	Darmkrämpfe, Dyspepsie, Schluckauf		
Korbblütler	Blähungstreibend	Luftschlucken, Gärungsprozesse	MBK	4
	Wurmtreibend	Spulwürmer, Madenwürmer	MBKS	3
Eukalyptus	*Medizinisch*			
australiana	Ausgleichend, harmonisierend	Energetische Unausgewogenheit	ZMB	4
Eucalyptus	Antiseptisch, anregend	Atmungssystem	ZMBKS	5
polybractea	Antiseptisch	Infektionskrankheiten	ZMBKS	4
Myrten-	Antiseptisch (Harnwege)	Infektionen der Harnwege	MBK	4
gewächse	Lindernd, schleimlösend	Asthma, Bronchitis, Tuberkulose	ZMBKS	5
	Antidiabetisch	Diabetes	MB	3
	Antiseptisch, schleimlösend	Nebenhöhlenentzündung	ZS	5
Eukalyptus	*Medizinisch*			
citriodora	Antiseptisch, bakterientötend	Infektionskrankheiten	ZMBKS	3
Myrten-	Desodorierend, desinfizierend	Desinfektion	Z	3
gewächse				
Eukalyptus	*Medizinisch*			
globulus	Ausgleichend, harmonisierend	Energetische Unausgewogenheit	ZMB	4
Myrten-	Antiseptisch, anregend	Atmungssystem	ZMBKS	5
gewächse	Antiseptisch	Infektionskrankheiten	ZMBKS	4
	Antiseptisch (Harnwege)	Infektionen der Harnwege	MBK	4
	Lindernd, schleimlösend	Asthma, Bronchitis, Tuberkulose	ZMBKS	5
	Wurmtreibend	Spulwürmer, Madenwürmer	MBKS	3
	Antidiabetisch	Diabetes	MB	3

Öl	Eigenschaften	Indikationen	Anwendungs-methoden	Wirkungs-stärke
Fenchel	*Körperpflege, Hautpflege*			
Foeniculum	Reinigend, entgiftend	Orangenhaut	MBKS	5
vulgare	*Medizinisch*			
Doldenblütler	Reinigend, ableitend	Ansammlungen (Gifte, Flüssigkeiten)	MBGKLO	5
	Anregend, verdauungsfördernd	Verdauungsstörungen	MBK	4
	Vitalisierend, anregend	Anämie, Asthenie, Rachitis	ZMB	4
	Blähungstreibend	Luftschlucken, Blähungen	MBKS	3
	Krampflösend	Krämpfe des Verdauungssystems	MBKS	3
	Reinigend, entgiftend	Zellulitis, Fettleibigkeit, Wasseransammlung	MBKS	5
	Regulierend	Amenorrhöe, Dysmenorrhöe, weibliche Fortpflanzungsorgane, prämenstruelles Syndrom	MBKS	4
	Milchtreibend	Zu geringe Muttermilchproduktion, Stillen	ZMBS	4
	Anregend	Drüsensystem (Östrogen)	MBS	4
	Kontraindikationen			
	Toxisch	Kinder unter sechs Jahren	MBS	2
Flohminze	*Medizinisch*			
Mentha	Verdauungsfördernd, magenwirksam	Dyspepsie, Magenschmerzen, Übelkeit, Erbrechen	MKS	4
pelugium	Menstruationsfördernd	Amenorrhöe, Dysmenorrhöe	MBKS	4
Lippenblütler	Insektenvertreibend	Flöhe, Moskitos	ZLS	4
	Kontraindikationen			
	Abtreibend	Schwangerschaft	ZMBS	5
	Toxisch	Hohe Dosen		3
Geranie	*Körperpflege, Hautpflege*			
Pelargonium	Antiseptisch, adstringierend, zellregenerierend	Akne, gealterte Haut, Dermatitis, fettige Haut, Hautpflege	GKLO	3
graveolens	*Medizinisch*			
und roseum				
Storch-schnabel-gewächse	Adstringierend, blutstillend	Blutergüsse, Blutungen	KLS	4
	Antiseptisch	Infektionskrankheiten	ZMBKS	3
	Antidiabetisch	Diabetes	MB	3
	Harntreibend	Nierensteine, Nierenerkrankungen	MBKS	3
	Nebennierenrinde anregend	Zellulitis, Nebennieren, Klimakterium	ZMBKS	3
	Insektenvertreibend	Moskitos	ZLS	3
	Adstringierend	Halsentzündung, Mandelentzündung	S	3
	Antiseptisch, zellregenerierend	Verbrennungen, Wunden	KLS	3
	Geist, Emotionen, Psyche			
	Anregend, stimmungsauf-hellend	Depression, nervöse Spannung	ZMBS	3

Öl	Eigenschaften	Indikationen	Anwendungsmethoden	Wirkungsstärke
Geraniumgras	*Körperpflege, Hautpflege*			
Cymbopogon	Antiseptisch, zellregenerierend	Akne, Dermatitis, Hautpflege	GKLO	3
martini	Antiseptisch, zellregenerierend, anregend	allgemeine Hautpflege	GKLO	3
Gräser	Hautfeuchtigkeit steigernd, lindernd	Trockene Haut	GKLO	3
	Medizinisch			
	Anregend	Verdauungsstörungen	MBK	3
Gewürznelke	*Medizinisch*			
Eugenia	Antiseptisch, anregend	Atmungssystem	ZMBKS	5
caryophyllata	Antiseptisch	Infektionskrankheiten	ZMBKS	4
Myrten-	Antiseptisch (Harnwege)	Infektionen der Harnwege	MBK	4
gewächse	Schmerzstillend, antineuralgisch	Muskel- und Gelenkschmerzen, Neuralgien, Zahnschmerzen	S	5
	Blähungstreibend, magenwirksam	Dyspepsie, Gärungsprozesse, Anämie, Asthenie, Energieverlust	MBK	4
	Aphrodisisch	Impotenz	MBKS	3
	Antiseptisch, wundheilend	Infizierte Wunden, Geschwüre	GKLO	3
	Parasitentötend	Krätze	KLS	3
	Geist, Emotionen, Psyche			
	Anregend (geistig)	Nervöse Erschöpfung, Gedächtnisschwäche	ZMBS	4
Grapefruit	*Medizinisch*			
Citrus paradisi	Anregend	Verdauungsstörungen	MBK	3
Rauten-	Flüssigkeitshaushalt regulierend	Lymphsystem, Sekretionen	MBKS	5
gewächse	Ableitend, Lymphsystem anregend	Zellulitis, Fettleibigkeit, Wasseransammlungen	MBKS	5
Immortelle	*Körperpflege, Hautpflege*			
Helicrysum	Entzündungshemmend, lindernd	Akne, Dermatitis, Hautpflege	GKLO	3
italicum				
Korbblütler	Entzündungshemmend, lindernd	Hautentzündungen, empfindliche Haut	GKLO	4
	Entzündungshemmend, adstringierend, heilend	Blutungen, Hautreizungen	GKLOS	5
	Medizinisch			
	Entzündungshemmend, heilend, lindernd	Abszesse, Geschwüre	GKLO	4
	Geweberegenerierend	Verletzungen, Schnittwunden	KLS	5
	Gallenfluß anregend, leberwirksam	Leber, Leber- und Milzstauung	MKS	4

Öl	Eigenschaften	Indikationen	Anwendungs-methoden	Wirkungs-stärke
Ingwerwurzel Zingiber officinale Ingwer-gewächse	*Medizinisch* Anregend	Verdauungsstörungen, Gedächtnisschwäche, neurovegetatives System, Vitalzentren	ZMBS	4
	Kopfwirksam	Migräne	ZKS	3
	Krampflösend, magenwirksam	Dyspepsie, Magenkrämpfe	MKS	3
	Schmerzstillend	Arthritis, Rheumatismus	MBKS	3
	Fiebersenkend	Fieber	MBKS	3
	Blähungstreibend	Luftschlucken, Blähungen	MBKS	3
	Aphrodisisch	Impotenz	MBKS	3
	Darmwirksam	Durchfall	MBKS	3
	Antiseptisch, adstringierend	Halsentzündung, Mandelentzündung	S	3
	Geist, Emotionen, Psyche Anregend	Gedächtnisschwäche	ZMBS	4
Jasmin Jasminum officinalis Ölbaum-gewächse	*Körperpflege, Hautpflege* Hautfeuchtigkeit steigernd, lindernd	Trockene Haut, empfindliche Haut	GKLO	3
	Heilend, lindernd	Dermatitis	MGKOS	3
	Medizinisch Aphrodisisch	Frigidität, Impotenz	MBKS	5
	Geist, Emotionen, Psyche Anregend	Sexualchakra	ZMBS	5
	Antidepressiv, euphorisierend	Angst, Lethargie, Klimakterium, Traurigkeit	ZMBS	5
	Stimmungsaufhellend	Mangel an Zuversicht	ZMBS	4
Kamille blaue Ormensis multicolis Korbblütler	*Körperpflege, Hautpflege* Entzündungshemmend, lindernd	Akne, Dermatitis, Ekzem, Hautpflege	GKLO	5
	Entzündungshemmend, lindernd	Hautentzündung, empfindliche Haut	GKLO	4
	Medizinisch Schmerzstillend, entzündungshemmend	Arthritis, Gelenksentzündung	BKS	4
	Entzündungshemmend, heilend, lindernd	Abszesse, Geschwüre, Blutergüsse	KLS	4
	Krampflösend, beruhigend	Koliken, Kolitis	MKS	3
	Gallenfluß steigernd, leberwirksam	Leber- und Milzstauung	MKS	3
	Schmerzstillend, entzündungshemmend	Schmerzen beim Zahnen, Zahnschmerzen	S	3

Öl	Eigenschaften	Indikationen	Anwendungs-methoden	Wirkungsstärke
Kamille *deutsche* Chamomilla matricaria korbblütler	*Körperpflege, Hautpflege* Entzündungshemmend, lindernd	Akne, Dermatitis, Ekzem, Hautpflege	GKLO	3
	Entzündungshemmend, lindernd *Medizinisch*	Hautentzündung, empfindliche Haut	GKLO	4
	Immunsystem stärkend	Anregung der Leukozytenbildung	ZMS	4
	Schmerzstillend, entzündungshemmend	Arthritis, Gelenksentzündung	BKS	4
	Entzündungshemmend, heilend, lindernd	Abszesse, Geschwüre	GKLO	4
	Krampflösend, beruhigend	Koliken, Kolitis	MKS	4
	Beruhigend	Kopfschmerzen, Schlaflosigkeit, Gereiztheit, Migräne	ZKS	4
	Menstruationsfördernd	Amenorrhöe, Dysmenorrhöe, Klimakterium	ZMBKS	4
	Schmerzstillend	Schmerzen beim Zahnen, Zahnschmerzen	S	4
	Antianämisch	Anämie, Asthenie	ZMB	4
	Verdauungsfördernd, magenwirksam	Verdauungsstörungen	MBK	4
	Gallenfluß fördernd, leberwirksam	Leber, Leber- und Milzstauungen	MKS	4
	Harmonisierend *Geist, Emotionen, Psyche*	Weibliche Fortpflanzungsorgane	ZMBKS	4
	Besänftigend	Wutanfälle	ZMBS	4
Kamille *römische* Anthemis nobilis Korbblütler	*Körperpflege, Hautpflege* Beruhigend, lindernd, *Medizinisch*	Abszesse, Geschwüre, empfindliche Haut	FKLO	5
	Schmerzstillend	Arthritis, Gelenksentzündung	BKS	3
	Krampflösend, beruhigend	Koliken, Kolitis	MKS	4
	Beruhigend	Kopfschmerzen, Schlaflosigkeit, Gereiztheit, Migräne	ZKS	4
	Menstruationsfördernd	Amenorrhöe, Dysmenorrhöe, Klimakterium	ZMBKS	4
	Schmerzstillend	Schmerzen beim Zahnen, Zahnschmerzen	S	4
	Antianämisch	Anämie, Asthenie	ZMB	4
	Verdauungsfördernd, magenwirksam	Verdauungsstörungen	MBK	4
	Immunsystemstärkend	Anregung der Leukozytenbildung	ZMS	4
	Gallenfluß fördernd, leberwirksam	Leber, Leber- und Milzstauung	MKS	4
	Harmonisierend *Geist, Emotionen, Psyche*	Weibliche Fortpflanzungsorgane	ZMBKS	4
	Bewußtmachung	Persönliches Wachstum	ZMBS	4
	Besänftigend	Wutanfälle, Überempfindlichkeit	ZMBS	4

Öl	Eigenschaften	Indikationen	Anwendungs-methoden	Wir-kungs-stärke
Kamille	*Körperpflege, Hautpflege*			
wilde	Beruhigend, lindernd	Empfindliche Haut	GKLO	4
Anthemis	*Medizinisch*			
mixta	Krampflösend, beruhigend	Koliken, Kolitis	MKS	3
Korbblütler	Beruhigend	Kopfschmerzen, Schlaflosigkeit, Gereiztheit, Migräne	ZKS	3
	Menstruationsfördernd	Amenorrhöe, Dysmenorrhöe, Klimakterium	ZMBKS	3
	Gallenfluß fördernd, leberwirksam	Leber- und Milzstauung	MKS	3
Kardamom	*Medizinisch*			
Eletteria	Anregend	Verdauungsstörungen	MBK	4
cardamomum	Aphrodisisch	Impotenz	MBKS	3
Ingwer-gewächse	Darmwirksam	Durchfall	MBKS	3
Karottensamen	*Körperpflege, Hautpflege*			
Dauca carota	Reinigend, ableitend	Dermatitis	MGKLOS	3
Dolden-gewächse	Elastizitätsfördernd, kräftigend	Gealterte Haut, Hautreizungen, rissige Haut, Falten	GKLO	3
	Medizinisch			
	Reinigend, ableitend	Ansammlungen (Gifte, Flüssigkeiten)		4
	Allgemein kräftigend	Energiemangel	ZMB	2
	Vitalisierend, kräftigend	Anämie, Asthenie, Anorexie, Rekonvaleszenz, Rachitis	ZMB	3
	Reinigend, ableitend	Leber- und Gallenstörungen	MBKS	4
	Menstruationsfördernd	Amenorrhöe, Dysmenorrhöe, prämenstruelles Syndrom	MBKS	3
	Anregend	Drüsensystem	MBS	3
Kiefer	*Medizinisch*			
Pinus	Wärmend	Schwäche des Atemsystems	ZMBS	3
sylvestris	Anregend	Drüsensystem, Nervensystem, Atmungssystem	ZMBS	3
Nadelhölzer	Antiseptisch (Harnwege)	Infektionen des Urogenitalsystems, Infektionen der Harnwege	MBK	3
	Schleimlösend, hustenlindernd	Erkältung, Halsentzündung	S	4
	Geist, Emotionen, Psyche			
	Besänftigend, beruhigend	Angst, Streß	ZMB	3

Öl	Eigenschaften	Indikationen	Anwendungs-methoden	Wirkungs-stärke
Koriander-samen	*Medizinisch*			
	Reinigend, ableitend	Ansammlungen (Gifte, Flüssigkeiten)	MBGKLO	3
Coriandrum	Verdauungsfördernd	Verdauungsstörungen	MBK	4
sativum	Vitalisierend, kräftigend	Anämie, Asthenie, Rekonvaleszenz	ZMB	4
Dolden-	Blähungstreibend	Luftschlucken, Blähungen	MBKS	4
gewächse	Schmerzstillend, wärmend	Gicht, Rheumatismus	MBKS	3
	Appetitanregend, vitalisierend	Anorexie	ZMB	3
	Krampflösend	Migräne, Krämpfe des Verdauungssystems	MBKS	3
	Anregend	Drüsensystem	MBS	3
Kreuzkümmel	*Medizinisch*			
Cuminum	Reinigend, ableitend	Ansammlungen (Gifte, Flüssigkeiten)	MBGKLO	3
cyminum	Vitalisierend, kräftigend	Anämie, Asthenie, Rekonvaleszenz	ZMB	3
Dolden-	Blähungstreibend	Luftschlucken, Blähungen	MBKS	4
gewächse	Krampflösend	Krämpfe des Verdauungssystems	MBKS	3
	Verdauungsfördernd	Verdauungsstörungen, Migräne	DKS	3
	Anregend	Herz, Nervensystem	ZMBS	3
Kümmel	*Medizinisch*			
Carum	Reinigend, ableitend	Ansammlungen (Gifte, Flüssigkeiten)	MBGKLO	3
carvi	Anregend, verdauungsfördernd	Verdauungsstörungen	MBC	4
Dolden-	Allgemein kräftigend	Energiemangel	ZMB	3
gewächse	Blähungstreibend	Luftschlucken, Gärungsprozesse	MBK	4
	Krampflösend	Dyspepsie, Migräne, Krämpfe des Verdauungssystems	MBKS	3
	Parasitentötend	Krätze	KLS	2
	Harntreibend	Nieren	MBKS	2
	Geweberegenerierend	Infizierte Wunden	GKLOS	3
	Anregend	Drüsensystem	MBS	2
	Geist, Emotionen, Psyche			
	Kräftigend (Nerven)	Geistige Erschöpfung, geistige Überbelastung	ZMBS	3
Lavandin	*Medizinisch*			
Lavandula	Anregend	Atmungssystem	ZMBKS	3
fragrans	Antiseptisch	Infektionskrankheiten	ZMBKS	4
delphinensis	Antiseptisch, zellregenerierend	Verbrennungen, Wunden	KLS	3
Lippenblütler	Desodorierend, desinfizierend	Desinfektion, Epidemien	Z	3
	Insektenvertreibend	Flöhe, Moskitos	ZLS	3
	Geist, Emotionen, Psyche			
	Beruhigend	Astralkörper	ZMBS	3

Öl	Eigenschaften	Indikationen	Anwendungsmethoden	Wirkungsstärke
Lavendel	*Körperpflege, Hautpflege*			
Lavandula	Antiseptisch, zellregenerierend	Akne, Dermatitis, Ekzem, fettige Haut	GKLO	4
officinalis	Heilend	Schuppenflechte	KLS	3
Lippenblütler	*Medizinisch*			
	Anregend	Stoffwechsel, Atmungssystem, Vitalzentren	ZMBS	4
	Antiseptisch	Blennorrhöe, Blasenentzündung, Infektionskrankheiten	ZMBKS	5
	Antiseptisch, zellregenerierend	Abszesse, Blutergüsse, Verbrennungen, Wunden	KLS	5
	Antiseptisch, krampflösend	Asthma, Bronchitis, Katarrh, Erkältung	ZMKS	4
	Stauungslösend	Nebenhöhlenentzündung	ZS	5
	Beruhigend, kopfwirksam	Kopfschmerzen, Migräne	ZKS	4
	Beruhigend	Schlaflosigkeit, nervöse Spannung, Herzklopfen	ZMBK	3
	Insektenvertreibend	Flöhe, Motten	ZS	3
	Krampflösend, menstruationsfördernd	Amenorrhöe, Dysmenorrhöe, Klimakterium, prämenstruelles Syndrom	MBKS	3
	Geist, Emotionen, Psyche			
	Beruhigend	Astralkörper	ZMBS	4
	Antidepressiv, beruhigend	Depressionen, Neurasthenie	ZMB	4
	Krampflösend	Krämpfe	ZMBS	4
Lavendel	*Medizinisch*			
Lavandula	Anregend	Atmungssystem	ZMBKS	4
spica	Insektenvertreibend	Flöhe	ZS	4
Lippenblütler	Schmerzstillend, hautrötend	Muskel- und Gelenkschmerzen, Sportvorbereitung	MKS	4
	Antiseptisch, zellregenerierend	Abszesse, Verbrennungen, Wunden	KLS	3
Lemongras	*Körperpflege, Hautpflege*			
Cymbopogon	Adstringierend, anregend	Zur Öffnung der Poren	FKLO	3
citratus	*Medizinisch*			
Gräser	Desodorierend, desinfizierend	Hygiene, Desinfektion	Z	3
	Insektenvertreibend	Moskitos	ZLS	2
	Anregend	Verdauungsstörungen	MBK	3
	Verdauungsfördernd, magenwirksam	Verdauungsstörungen	MBK	3
	Regulierend	Parasympathisches System	ZMB	3
	Antiseptisch	Infektionskrankheiten	ZMBKS	3
	Kontraindikationen			
	Ruft Hautreizungen hervor	Unverdünnt oder in hohen Konzentrationen	MBGKLOS	2

Öl	Eigenschaften	Indikationen	Anwendungs-methoden	Wirkungs-stärke
Liebstöckel	*Medizinisch*			
Legusticum	Reinigend, ableitend	Ansammlungen (Gifte, Flüssigkeiten)	MBKKLO	3
levisticum	Anregend, verdauungsfördernd	Verdauungsstörungen, Darmstörungen	MBK	3
Dolden-	Anregend	Nieren		
gewächse	Vitalisierend, kräftigend	Anämie, Asthenie	ZMB	3
	Blähungstreibend	Luftschlucken, Blähungen	MBKS	3
		Gicht, Rheumatismus	MBKS	2
	Krampflösend	Krämpfe des Verdauungssystems	MBKS	2
	Harntreibend	Blasenentzündung, Ausscheidung von Eiweiß im Urin	MBKS	4
	Menstruationsfördernd	Amenorrhöe, Dysmenorrhöe	MBKS	3
	Harntreibend	Ödeme, Harnverhaltung, mangelnde Wasserausscheidung	MBKS	3
Limette	*Medizinisch*			
Citrus	Erfrischend	Heißes Klima	ZMBLS	4
limetta	Verdauungsfördernd	Verdauungsstörungen	MBK	4
Rauten-	Regulierung	Lymphsystem, Sekretionsorgane	MBKS	3
gewächse	der Sekretionsorgane			
	Leber und Galle anregend	Gallenblasenstauung, Leber	MBKS	4
	Kräftigend	Nervensystem	ZMBS	4
	Anregend, kräftigend	Anämie, Asthenie, Rekonvaleszenz	ZMB	3
	Ableitend, Lymphdrüsen anregend	Fettleibigkeit, Wasseransammlung	MBKS	3
	Antiseptisch, krampflösend	Asthma, Bronchitis, Katarrh	Z	3
	Geist, Emotionen, Psyche			
	Antidepressiv, stimmungsaufhellend	Angst, Depression	ZMB	4
Litsea Cubeba	*Körperpflege, Hautpflege*			
Gräser	Heilend, lindernd	Dermatitis	MGKLOS	3
	Medizinisch			
	Desodorierend, desinfizierend	Hygiene, Desinfektion, Epidemien	Z	3
	Anregend	Verdauungsstörungen	MGK	3
Majoran	*Medizinisch*			
wilder	Beruhigend	Atmungssystem	ZMBKS	2
spanischer	Krampflösend	Krämpfe des Verdauungssystems, Krämpfe des Atmungssystems	ZMKS	4
Thymus				
mastichina	Schmerzstillend, beruhigend	Migräne	ZKS	4
Lippenblütler	Schmerzstillend, beruhigend	Arthritis, Rheumatismus	MBKS	3
	Geist, Emotionen, Psyche			
	Beruhigend	Schlaflosigkeit, nervöse Spannungen	ZMBS	3

135

Öl	Eigenschaften	Indikationen	Anwen-dungs-methoden	Wir-kungs-stärke
Majoran	*Medizinisch*			
Origanum	Krampflösend	Krämpfe des Verdauungssystems,	ZMKS	4
majorana		Krämpfe des Atmungssystems		
Majorana	Krampflösend,	Amenorrhöe, Dysmenorrhöe,	MBKS	3
hortensi	menstruationsfördernd	prämenstruelles Syndrom		
Lippenblütler	Blutdrucksenkend, gefäßerweiternd	Zu hoher Blutdruck	MBS	4
	Schmerzstillend, beruhigend	Migräne	ZKS	4
	Schmerzstillend, beruhigend	Arthritis, Rheumatismus	MBKS	3
	Krampflösend, verdauungsfördernd	Verdauungsstörungen, Blähungen	MBKS	2
	Geist, Emotionen, Psyche			
	Beruhigend	Astralkörper	ZMBS	4
	Beruhigend	Schlaflosigkeit, nervöse Spannung	ZMBS	4
Mandarine	*Medizinisch*			
Citrus	Verdauungsfördernd, anregend	Verdauungsstörungen	MBK	3
reticulata	Regulierung des Sekretions-systems	Lymphsystem, Sekretionssystem	MBKS	2
Rauten-gewächse	Krampflösend, verdauungs-fördernd	Verdauungsstörungen, Blähungen	MBKS	3
	Ableitend, Lymphsystem anregend	Fettleibigkeit, Wasseransammlungen	MBKS	2
	Geist, Emotionen, Psyche			
	Beruhigend	Hysterie, Schlaflosigkeit, nervöse Spannung, Nervosität	ZMBS	3
	Beruhigend, besänftigend	Emotionaler Schock, Kummer	ZMBS	2
Melisse	*Körperpflege, Hautpflege*			
Melissa	Antiseptisch, zellregenerierend	Akne, Dermatitis, Ekzem	GKLO	3
officinalis	*Medizinisch*			
Lippenblütler	Anregend	Stoffwechsel, Vitalzentren	ZMBS	4
	Virusbekämpfend	Viruserkrankungen	ZMS	4
	Beruhigend	Schlaflosigkeit, Migräne, nervöse Spannung	ZMBS	4
	Geist, Emotionen, Psyche			
	Beruhigend	Astralkörper	ZMBS	4
	Antidepressiv, beruhigend	Depression, Neurasthenie	ZMB	5
	Anregend	Herzchakra	ZS	5
	Beruhigend, stimmungs-aufhellend	Emotionaler Schock, Kummer	ZMBS	5

Öl	Eigenschaften	Indikationen	Anwendungsmethoden	Wirkungsstärke
Minze,	*Körperpflege, Hautpflege*			
grüne	Reinigend, stauungslösend	Akne, Dermatitis	MGKLOS	3
Mentha	*Medizinisch*			
viridis	Stauungslösend	Nebenhöhlenentzündung	ZS	3
Lippenblütler	Anregend	Stoffwechsel, Nervensystem, Atmungssystem, Vitalzentren	ZMBS	3
	Antiseptisch, krampflösend	Asthma, Bronchitis, Katarrh	Z	3
	Beruhigend, kopfwirksam	Kopfschmerzen, Migräne	ZKS	3
	Verdauungsfördernd, magenwirksam	Dyspepsie, Übelkeit, Erbrechen	MKS	4
	Verdauungsfördernd, magenwirksam	Dyspepsie, Magenschmerzen	MKS	4
	Gallenflußfördernd, leberwirksam	Leber- und Gallenerkrankungen	MBKS	4
	Fiebersenkend	Fieber	MBKS	2
	Geist, Emotionen, Psyche			
	Antidepressiv, anregend	Depression, Neurasthenie	ZMB	4
	Kräftigend (Nervensystem)	Erschöpfung, geistige Erschöpfung, geistige Überbelastung	ZMBS	3
Muskat	*Medizinisch*			
Myristica	Anregend	Verdauungsstörungen	MBK	4
fragrans	Schmerzstillend	Muskel- und Gelenkschmerzen, Neuralgie, Rheumatismus	MBKS	3
Myrtengewächse	Aphrodisisch	Impotenz	MBKS	3
gewächse	Blähungstreibend	Blähungen	MBKS	3
	Antiseptisch	Darm	MBK	3
	Geist, Emotionen, Psyche			
	Kräftigend	Nervliche und geistige Erschöpfung	ZMB	3
	Kontraindikationen			
	Betäubend, toxisch	In hohen Dosen		3

Öl	Eigenschaften	Indikationen	Anwendungsmethoden	Wirkungsstärke
Muskateller-salbei	*Körperpflege, Hautpflege*			
Salvia sclarea	Zellregenerierend	Gealterte Haut, Falten	GKLO	3
Lippenblütler	Lindernd	Hautentzündung	GKLO	3
	Talgabsonderung regulierend	Trockene Haut, fettige Haut	GKLO	3
	Talgabsonderung regulierend	Fettiges Haar	LO	3
	Kopfhaut anregend	Haarwuchs	LO	3
	Medizinisch			
	Krampflösend, menstruationsfördernd	Menstruationskrämpfe, prämenstruelles Syndrom	MBKS	4
	Menstruationsfördernd	Amenorrhöe, Dysmenorrhöe	MBKS	4
	Ausgleichend, stärkend	Weibliches Fortpflanzungssystem, weibliche Energie	ZMBS	5
	Geist, Emotionen, Psyche			
	Antidepressiv, beruhigend	Angst, emotionale Spannung, Streß, Spannung	ZMBS	2
	Antidepressiv, euphorisierend	Depression, nachgeburtliche Depression	ZMB	4
Myrrhe	*Körperpflege, Hautpflege*			
Commiphora myrrha	Vitalisierend, anregend	Gealterte Haut, Falten	FKLO	4
Balsam-baumgewächse	*Medizinisch*			
	Kühlend, trocknend	Entzündungen	FKLS	4
	Regulierend	Sekretionen	MBKS	4
	Lindernd, schleimlösend	Asthma, Katarrh, Husten	Z	4
	Antiseptisch	Lunge	ZSK	3
	Kühlend, trocknend, wundheilend	Infizierte Wunden	GKLOS	4
	Pilztötend	Soor	Spülung	4
	Antiseptisch, adstringierend	Husten, Mundgeschwüre und -entzündungen, Halsentzündung	S	4
	Geist, Emotionen, Psyche			
	Kräftigend	Geist, parapsychische Zentren	ZS	5
	Anregend	Drittes Auge, Kronenchakra	ZS	4
Myrte	*Medizinisch*			
Myrtus communis	Ausgleichend, harmonisierend	Energetische Unausgewogenheit	ZMB	4
Myrten-gewächse	Antiseptisch, anregend	Atmungssystem	ZMBKS	5
	Antiseptisch	Infektionskrankheiten	ZMBKS	4
	Antiseptisch (Harnwege)	Infektionen der Harnwege	MBK	4
	Lindernd, schleimlösend	Asthma, Bronchitis, Tuberkulose	ZMBKS	5

Öl	Eigenschaften	Indikationen	Anwen-dungs-methoden	Wir-kungs-stärke
Niaouli	*Medizinisch*			
Melaleuca	Ausgleichend, harmonisierend	Energetische Unausgewogenheit	ZMB	4
viridiflora	Antiseptisch, anregend	Atmungssystem	ZMBKS	5
Myrten-	Antiseptisch	Infektionskrankheiten	ZMBKS	4
gewächse	Antiseptisch (Harnwege)	Infektionen der Harnwege	MBK	4
	Lindernd, schleimlösend	Asthma, Bronchitis, Tuberkulose	ZMBKS	5
	Geweberegenerierend	Akne, Verbrennungen, Wunden	KLS	4
	Katarrhheilend	Katarrh	Z	5
	Antiseptisch, schleimlösend	Nebenhöhlenentzündung	ZS	5
Olibanum	*Körperpflege, Hautpflege*			
(Weihrauch)	Vitalisierend, anregend	Gealterte Haut, Falten	GKLO	4
Boswellia	*Medizinisch*			
carteri	Kühlend, trocknend, wund-	Infizierte Wunden, Entzündungen	GKLS	4
Balsam-	heilend			
baum-	Regulierend	Sekretionen	MBKS	4
gewächse	Lindernd, schleimlösend	Asthma, Katarrh, Husten	Z	3
	Antiseptisch	Lunge	ZKS	3
	Geist, Emotionen, Psyche			
	Kräftigend	Geist, mediale Fähigkeiten	ZS	5
	Anregend	Drittes Auge, Kronenchakra	ZS	4
Orange	*Medizinisch*			
Citrus	Verdauungsfördernd, anregend	Verdauungsstörungen	MBK	3
auranthium	Regulierung der Sekretions-	Lymphsystem, Sekretionen	MBKS	2
Rauten-	organe			
gewächse	Ableitend, Lymphsystem	Fettleibigkeit, Wasseransammlungen	MBKS	3
	anregend			
	Blutdrucksenkend, beruhigend	Herzklopfen	ZMBK	2
	Geist, Emotionen, Psyche			
	Beruhigend	Emotionaler Schock, Kummer	ZMBS	5
Orangen-	*Körperpflege, Hautpflege*			
blüte	Lindernd	Empfindliche Haut	GKLO	5
(Neroli)	*Medizinisch*			
Citrus	Blutdrucksenkend, beruhigend	Herzklopfen	ZMBK	3
vulgaris	*Geist, Emotionen, Psyche*			
Rauten-	Beruhigend	Hysterie, Schlaflosigkeit, nervöse Spannung, Nervosität	ZMBS	5
gewächse				
	Antidepressiv, beruhigend	Emotionaler Schock, Kummer	ZMBS	5
	Anregend	Herzchakra	ZS	5

Öl	Eigenschaften	Indikationen	Anwen-dungs-methoden	Wir-kungs-stärke
Origano	*Medizinisch*			
Origanum	Anregend	Kreislauf, Atmungssystem, Vitalzentren	ZMBS	4
vulgare	Anregend	Stoffwechsel	ZMBS	4
Lippenblütler	Anregend	Atmungssystem	ZMBKS	4
	Antitoxisch, virenbekämpfend	Viruserkrankungen	ZMS	5
	Antiseptisch, zellregenerierend	Abszesse, Verbrennungen, Wunden	KLS	3
	Antiseptisch, krampflösend	Asthma, Bronchitis, Katarrh	Z	3
	Antiseptisch, antitoxisch	Infektionskrankheiten	ZMBKS	3
	Antiseptisch	Blennorhöe, Blasenentzündung	MBKS	3
	Ableitend, hautrötend	Kreislauf, Muskel- und Gelenkschmerzen, Kreislauf (Kapillaren)	MBKLOS	4
	Kontraindikationen			
	Hautreizend	In hohen Dosen	BGK	4
Patschuli	*Körperpflege, Hautpflege*			
Pogostemon	Entzündungshemmend,	Akne, Dermatitis, Ekzem	GKLS	4
patchouli	regenerierend			
Lippenblütler	Geweberegenerierend	Gealterte Haut, aufgesprungene, rissige Haut, Falten	GKLS	4
	Pilztötend, geweberegenerierend	Impetigo	GKL	3
	Regulierend (Talgabsonderung)	Seborrhöe	GKLO	3
	Stauungen beseitigend	Hautpflege	GKLO	3
	Medizinisch			
	Pilztötend	Schuppen, Pilzinfektionen	KLS	4
	Geist, Emotionen, Psyche			
	Beruhigend	Astralkörper	ZMBS	4
	Antidepressiv, beruhigend	Angst, Neurasthenie	ZMB	4
Pfeffer	*Medizinisch*			
Piper	Anregend	Verdauungsstörungen, Nervensystem	ZMBS	3
nigrum	Aphrodisisch	Impotenz	MBKS	3
Pfeffer-	Antitoxisch	Lebensmittelvergiftung	MS	3
gewächse	Verdauungsfördernd, magenwirksam	Dyspepsie	MKS	3
	Schmerzstillend, hautrötend	Muskel- und Gelenkschmerzen, Neuralgie, Rheumatismus	MBKS	3
	Fiebersenkend	Fieber	MBKS	2
	Geist, Emotionen, Psyche			
	Anregend	Wurzelchakra	MS	3
	Stärkend	Mangelnde Erdung	ZMBS	3

Öl	Eigenschaften	Indikationen	Anwendungs-methoden	Wirkungs-stärke
Pfefferminze	*Körperpflege, Hautpflege*			
Mentha	Reinigend, stauungslösend	Akne, Dermatitis	MGKLOS	4
piperita	*Medizinisch*			
Lippenblütler	Anregend	Stoffwechsel, Nervensystem, Atmungssystem, Vitalzentren	ZMBS	4
	Antiseptisch	Infektionskrankheiten	ZMBKS	3
	Antiseptisch, krampflösend	Asthma, Bronchitis, Katarrh	Z	3
	Stauungslösend	Nebenhöhlenentzündung	ZS	4
	Beruhigend, kopfwirksam	Kopfschmerzen, Migräne	ZKS	4
	Anregend (Nervensystem)	Ohnmacht, Schwindel	ZK	4
	Verdauungsfördernd, magenwirksam	Dyspepsie, Magenschmerzen, Übelkeit, Erbrechen	MKS	5
	Gallenflußfördernd, leberwirksam	Leber- und Gallenstörungen	MBKS	4
	Fiebersenkend	Fieber	MBKS	4
	Aphrodisisch	Impotenz	MBKS	4
	Schmerzstillend, antineuralgisch	Muskel- und Gelenkschmerzen, Neuralgie	MBKS	4
	Geist, Emotionen, Psyche			
	Antidepressiv, anregend	Depressionen, Neurasthenie	ZMB	4
	Anregend (Nervensystem)	Erschöpfung, geistige Erschöpfung, geistige Überbelastung	ZMBS	5
Rose	*Körperpflege, Hautpflege*			
Rosa	Zellregenerierend	Gealterte Haut, Ekzem, empfindliche Haut, Falten	GKLO	5
centifolia				
und	Feuchtigkeitserhöhend	Trockene Haut	GKLO	4
damascena	*Medizinisch*			
Rosen-	Regulierend	Weibliches Fortpflanzungssystem	ZMBKS	4
gewächse	Aphrodisisch	Frigidität, Impotenz	MBKS	4
	Adstringierend, blutstillend	Blutungen	KLS	3
	Geist, Emotionen, Psyche			
	Anregend	Herzchakra	ZS	5
	Stimmungsaufhellend	Emotionaler Schock, Kummer	ZMBS	5
	Antidepressiv, stimmungsaufhellend	Depressionen, nervöse Spannungen, Traurigkeit	ZMBS	5
Rosenholz	*Körperpflege, Hautpflege*			
Aniba	Antiseptisch, zellregenerierend	Akne, Dermatitis, Hautpflege	GKLO	5
rosaeodora	Zellregenerierend	Gealterte Haut, empfindliche Haut, Falten	GKLO	5
Lorbeer-	*Medizinisch*			
gewächse	Beruhigend, kopfwirksam	Kopfschmerzen, Übelkeit	ZMKS	4
	Geist, Emotionen, Psyche			
	Antidepressiv, stimmungsaufhellend	Angst, Traurigkeit	ZMBS	4

Öl	Eigenschaften	Indikationen	Anwen-dungs-methoden	Wir-kungs-stärke
Rosmarin	*Körperpflege, Hautpflege*			
Rosmarinus	Antiseptisch, zellregenerierend	Akne, Dermatitis, Ekzem	GKLO	4
officinalis	Talgabsonderung regulierend	Trockene Haut	GKLO	3
Lippenblütler	Verjüngend	Gealterte Haut, Falten	GKLO	4
	Regulierend, Kopfhaut anregend	Schuppen, Haarausfall, fettiges Haar	LO	4
	Medizinisch			
	Antiseptisch, zellregenerierend	Abszesse, Verbrennungen, Wunden	KLS	3
	Antiseptisch, krampflösend	Asthma, Bronchitis, Katarrh	Z	3
	Anregend	Nebennieren, Stoffwechsel, Atmungssystem, Vitalzentren	ZMBS	4
	Kräftigend	Anämie, Asthenie, Erschöpfung	ZMB	4
	Anregend (Leber, Galle)	Gallenblasenentzündung, Zirrhose, Gallenblasenstauung, »Kater«, Gelbsucht	ZMBKS	4
	Herzstärkend	Herz	ZMBS	3
	Schmerzstillend, hautrötend	Arthritis, Muskel- und Gelenkschmerzen	MKS	3
	Geist, Emotionen, Psyche			
	Beruhigend	Astralkörper	ZMBS	4
	Antidepressiv, stimmungsaufhellend	Depressionen, Neurasthenie	ZMB	4
	Anregend (Nerven)	Gedächtnisschwäche, geistige Erschöpfung, geistige Überbelastung	ZMBS	4
Salbei	*Körperpflege, Hautpflege*			
Salvia	Reinigend, heilend	Akne, Dermatitis, Ekzem	GKLO	4
officinalis	Talgabsonderung regulierend	Schuppen, Haarausfall	LO	4
Lippenblütler	*Medizinisch*			
	Anregend	Nebennieren, Stoffwechsel, Nervensystem, Vitalzentren	ZMBS	4
	Anregend	Stoffwechsel	ZMBS	4
	Anregend	Nervensystem	ZMBS	4
	Anregend	Nebennieren	MB	4
	Kräftigend	Anämie, Asthenie, Erschöpfung	ZMB	4
	Anregend (Leber, Galle)	Gallenblasenentzündung, Gelbsucht	ZMBKS	4
	Blutdrucksteigernd	Zu niedriger Blutdruck	ZMKS	4
	Menstruationsfördernd	Amenorrhöe, Dysmenorrhöe, Klimakterium, Sterilität	MBKS	4
	Schweißhemmend	Schwitzen (zu starkes)	MBKLS	4
	Geist, Emotionen, Psyche			
	Antidepressiv, stimmungsaufhellend	Depressionen, Neurasthenie	ZMB	4
	Kräftigend (Nerven)	Erschöpfung, geistige Erschöpfung, geistige Überbelastung	ZMBS	4
	Kontraindikationen			
	Abtreibend, toxisch	Hohe Dosen		4

142

Öl	Eigenschaften	Indikationen	Anwendungs-methoden	Wirkungs-stärke
Sandelholz (Mysore) Santalum album Sandelholz-gewächse	*Körperpflege, Hautpflege* Heilend, feuchtigkeits-spendend, lindernd	Akne, rissige und aufgesprungene Haut, trockene Haut	GKLO	3
	Medizinisch Antiseptisch (Harnwege)	Blennorrhöe, Blasenentzündung, Gonorrhöe	ZS	3
	Geist, Emotionen, Psyche Kräftigend, erdend, öffnend	Drittes Auge, Kronenchakra	ZS	4
	Kräftigend, erdend, öffnend	Yoga, Meditation, Rituale	ZS	5
	Antidepressiv, euphorisierend	Depressionen	ZMB	3
Schwarzfichte Picea mariana Nadelhölzer	*Medizinisch* Anregend	Drüsensystem, Nervensystem, Atmungssystem	ZMBKS	3
	Wärmend	Schwäche des Atmungssystems	ZMBS	4
	Antiseptisch, schleimlösend	Asthma, Bronchitis	ZMBK	4
	Geist, Emotionen, Psyche Kräftigend, erdend, öffnend	Mediale Arbeit	ZS	5
	Kräftigend, erdend, öffnend	Drittes Auge, Kronenchakra	ZS	5
	Besänftigend, beruhigend	Angst, Streß	ZMB	5
	Kräftigend, erdend, öffnend	Yoga, Meditation, Rituale	ZS	5
Tanne Abies balsamea Nadelhölzer	*Medizinisch* Wärmend	Schwäche des Atmungssystems	ZMBS	4
	Anregend	Drüsensystem, Nervensystem, Atmungssystem	ZMBKS	4
	Antiseptisch (Harnwege)	Infektionen der Harn- und Geschlechts-organe, Infektionen der Harnwege	MBK	3
	Antiseptisch, schleimlösend	Asthma, Bronchitis	ZMBK	4
	Geist, Emotionen, Psyche Kräftigend, erdend, öffnend	Mediale Arbeit	ZS	5
	Kräftigend, erdend, öffnend	Drittes Auge, Kronenchakra	ZS	5
	Besänftigend, beruhigend	Angst, Streß	ZMB	5
	Kräftigend, erdend, öffnend	Yoga, Meditation, Rituale	ZS	5
Tea Tree Melaleuca alternifolia Myrten-gewächse	*Körperpflege, Hautpflege* Vernarbungsfördernd, pilztötend, wundheilend	Abszesse, Akne, Herpes, Pruritis, Hautreizungen, Ausschläge	GKLOS	4
	Pilztötend	Schuppen, Haarpflege	LO	4
	Medizinisch Antiseptisch, anregend	Atmungssystem	ZMBKS	5
	Antiseptisch	Infektionskrankheiten	ZMBKS	4
	Antiseptisch (Harnwege)	Infektionen der Harnwege	MBK	4

Öl	Eigenschaften	Indikationen	Anwendungs-methoden	Wir-kungs-stärke
	Lindernd, schleimlösend	Asthma, Bronchitis, Tuberkulose	ZMBKS	5
	Pilztötend	Fußpilz, Candida, Pilzinfektionen, Scherpilzflechte, Scheidenentzündung	KLOS	5
	Antiseptisch	Infizierte Wunden	KLOS	4
Terpentin	*Medizinisch*			
Pinus	Anregend	Drüsensystem, Atmungssystem	ZMBKS	3
maritimus	Antiseptisch (Harnwege)	Infektionen der Harn- und Geschlechts-organe, Infektionen der Harnwege	MBK	4
Nadelhölzer				
	Antiseptisch, schleimlösend	Asthma, Bronchitis	ZMBK	4
	Schleimlösend, hustenstillend	Erkältungen, Halsentzündungen	Z	4
Thymian	*Medizinisch*			
(citriodora)	Anregend	Stoffwechsel, Nervensystem, Vitalzentren	ZMBS	4
Thymus	Antibiotisch, antiseptisch	Infektionskrankheiten	ZMBKS	3
vulgaris chem.	Antiseptisch, zellregenerierend	Abszesse, Verbrennungen, Wunden	KLS	3
citriodora	Antiseptisch, krampflösend	Asthma, Bronchitis, Katarrh	Z	3
Lippenblütler				
	Kräftigend	Anämie, Asthenie, Erschöpfung	ZMB	3
	Geist, Emotionen, Psyche			
	Beruhigend	Astralkörper	ZMBS	4
	Antidepressiv, stimmungs-aufhellend	Depressionen, Neurasthenie	ZMB	4
Thymian	*Körperpflege, Hautpflege*			
(Zitrus)	Heilend, lindernd	Akne, Dermatitis, Ekzem	GKLO	4
Thymus	*Medizinisch*			
hiemalis	Anregend	Stoffwechsel, Vitalzentren	ZMBS	4
Lippenblütler	Antibiotisch, antiseptisch	Infektionskrankheiten	ZMBKS	3
	Antiseptisch, zellregenerierend	Abszesse, Verbrennungen, Wunden	KLS	3
	Beruhigend	Schlaflosigkeit, Herzklopfen	ZMBK	3
	Geist, Emotionen, Psyche			
	Antidepressiv, stimmungsauf-hellend	Depressionen, Neurasthenie	ZMB	3
Thymian	*Medizinisch*			
roter	Anregend	Stoffwechsel, Vitalzentren	ZMBS	4
Thymus	Antibiotisch, antiseptisch	Infektionskrankheiten	ZMBKS	5
zygis	Antiseptisch (Darm)	Darminfektionen	MKS	5
Lippenblütler	Antiseptisch (Harnwege)	Blasenentzündung, Schleimabsonderung	MBKS	3
	Kräftigend	Anämie, Asthenie, Erschöpfung	ZMB	3
	Schmerzstillend, hautrötend	Arthritis, Kreislauf (Kapillaren), Rheumatismus, Sportvorbereitung	MKS	4

Öl	Eigenschaften	Indikationen	Anwendungsmethoden	Wirkungsstärke
	Anregend (Kreislauf, Kapillaren)	Zellulitis, Kreislauf, Fettleibigkeit	MBKLOZ	3
	Anregend, stimmungsaufhellend	Depressionen, Neurasthenie	ZMB	3
	Kontraindikationen			
	Hautreizungen hervorrufend	Unverdünnt und in hoher Konzentration	BGK	4
Verbena	*Medizinisch*			
(Zitrus)	Anregend (Galle, Leber)	Leber	MKS	3
Lippia	Beruhigend	Herzjagen	ZMBKS	3
citriodora	*Geist, Emotionen, Psyche*			
Eisenkraut-	Regulierend	Neurovegetatives System	ZMBS	3
gewächse	Beruhigend	Nervosität	ZMBS	3
Vetiver	*Medizinisch*			
Andropogon	Hautrötend	Arthritis	MBKS	4
muricatus	*Geist, Emotionen, Psyche*			
Gräser	Anregend	Wurzelchakra	MZ	4
	Kräftigend	Mangelnde Erdung	ZMBS	4
Wacholder	*Körperpflege, Hautpflege*			
Juniperus	Reinigend, entgiftend, ableitend	Akne, Dermatitis, Ekzem	GKLO	4
communis	*Medizinisch*			
Nadelhölzer	Anregend	Drüsensystem	MBS	4
	Antiseptisch (Harnwege)	Infektionen der Harn- und Geschlechtsorgane, Infektionen der Harnwege	MBK	5
	Harntreibend, antiseptisch (Harnwege)	Blasenentzündung, Diabetes, Oligurie	MBKS	4
	Reinigend, entgiftend, ableitend	Ansammlungen (Gifte, Flüssigkeiten), Arthritis, Rheumatismus, Harnsäure	MBKS	5
	Geist, Emotionen, Psyche			
	Kräftigend (Nerven)	Nervliche und geistige Erschöpfung, Gedächtnisschwäche	ZMBS	4

Öl	Eigenschaften	Indikationen	Anwendungs-methoden	Wirkungs-stärke
Ylang Ylang	*Körperpflege, Hautpflege*			
Unona	Talgabsonderung regulierend	Fettige Haut	GKLO	3
odoran-	Anregend (Kopfhaut)	Haarwuchs	LO	3
tissimum	*Medizinisch*			
Annonen-	Blutdrucksenkend	Abnorm verstärkte Atmung, zu hoher	ZMBKS	4
gewächse		Blutdruck, Herzklopfen, Herzjagen		
	Aphrodisisch	Frigidität, Impotenz	MBKS	4
	Geist, Emotionen, Psyche			
	Antidepressiv, euphorisierend	Depressionen, Klimakterium, Streß	ZMB	3
	Beruhigend	Schlaflosigkeit, nervöse Spannung	ZMBS	3
	Anregend	Sexualchakra	ZMBS	3
	Beruhigend, euphorisierend	Angst, Wut, Frustration	ZMBS	3
Ysop	*Medizinisch*			
Hyssopus	Anregend	Atmungssystem, Vitalzentren	ZMBS	4
officinalis	Krampflösend, lindernd,	Asthma, Bronchitis, Katarrh, Keuchhusten	ZMK	5
Lippenblütler	schleimlösend			
	Krampflösend, schleimlösend	Keuchhusten	ZMK	5
	Blutdrucksteigernd	Zu niedriger Blutdruck	ZMKS	4
	Verdauungsfördernd, magen-wirksam	Verdauungsstörung, Dyspepsie	MKS	3
	Narben und Wunden heilend	Dermatitis, Ekzem, Wunden	KLS	2
Zedernholz	*Körperpflege, Hautpflege*			
Cedrus	Antiseptisch, pilztötend	Schuppen, Haarausfall	LO	4
atlantica	Talgabsonderung regulierend	Fettiges Haar	LO	3
Nadelhölzer	*Medzinisch*			
	Anregend	Drüsensystem, Nervensystem, Atmungs-system	ZMBKS	4
	Antiseptisch (Harnwege)	Blasenentzündung, Infektionen der Harn-wege	MBK	3
	Antiseptisch, pilztötend	Dermatitis, Ekzem, Pilzinfektionen, Geschwüre	GKLO	4
	Geist, Emotionen, Psyche			
	Besänftigend	Tiefe Entspannung	ZMBS	4
	Besänftigend, beruhigend	Angst, Streß	ZMB	3
	Kräftigend, erdend, öffnend	Mediale Arbeit, Yoga, Meditation, Rituale	ZS	3

Öl	Eigenschaften	Indikationen	Anwen-dungs-methoden	Wir-kungs-stärke
Zimtblatt	*Medizinisch*			
Cinnamonum	Anregend	Kreislauf	MBKS	4
zeylanicum	Antiseptisch	Infektionskrankheiten	ZMBKS	5
Lorbeer-	Parasitentötend	Läuse, Krätze	KLS	3
gewächse	Antiseptisch	Darminfektionen	MKS	3
	Kontraindikationen			
	Hautreizungen hervorrufend	Hohe Dosen, unverdünnt und in hoher Konzentration	BGK	4
	Krämpfe erzeugend	Hohe Dosen		4
Zimtrinde	*Medizinisch*			
Cinnamonum	Anregend	Kreislauf, Herz, Nervensystem	ZMBS	4
zeylanicum	Antiseptisch	Grippe, Infektionskrankheiten	ZMBKS	5
Lorbeer-	Krampflösend	Krämpfe	ZMBK	2
gewächse	Kräftigend	Anämie, Asthenie, Verdauungsstörungen	MBK	3
	Parasitentötend	Läuse, Krätze	KLS	3
	Aphrodisisch	Impotenz	MBKS	2
	Antiseptisch	Darminfektionen	MKS	3
	Wehenfördernd	Entbindung	MKS	3
	Kontraindikationen			
	Hautreizungen hervorrufend	Hohe Dosen, unverdünnt und in hoher Konzentration	BGK	3
	Krämpfe	Hohe Dosen		3
Zistrose	*Medizinisch*			
Cistus	Harntreibend	Infektionen der Harnwege	MBK	3
ladaniferus	Trocknend, wundheilend	Geschwüre, Wunden	KLS	2
Zistrosen-	*Geist, Emotionen, Psyche*			
gewächse	Anregend	Drittes Auge, Kronenchakra	ZS	5
	Anregend	Mediale Fähigkeiten	ZS	5
	Beruhigend (Nerven)	Schlaflosigkeit, Nervosität	ZMBS	3
	Kräftigend, erdend, öffnend	Mediale Arbeit, Yoga, Meditation, Rituale	ZS	5

Öl	Eigenschaften	Indikationen	Anwendungs-methoden	Wirkungs-stärke
Zitrone	*Körperpflege, Hautpflege*			
Citrus	Antiseptisch, reinigend,	Fettige Haut, Hautpflege	GKLO	4
limonum	Lymphsystem anregend			
Rauten-	*Medizinisch*			
gewächse	Verdauungsfördernd, anregend	Verdauungsstörungen	MBK	4
	Regulierung des	Lymphsystem, Sekretionen	MBKS	4
	Flüssigkeitshaushalts			
	Leber und Galle anregend	Gallenblasenstauung, Leber	MKS	4
	Kräftigend	Nervensystem	ZMBS	4
	Antiseptisch, Immunsystem	Infektionskrankheiten, Virusinfektionen	ZMS	4
	kräftigend			
	Immunsystem kräftigend	Leukozytenbildung fördernd	ZMS	5
	Anregend, kräftigend,	Anämie, Asthenie, Rekonvaleszenz	ZMSB	4
	stimmungsaufhellend			
	Blutverdünnend, blutdruck-	Zu hoher Blutdruck, »dickes Blut«	MBS	4
	senkend			
	Virusbekämpfend	Herpes, geschwächtes Immunsystem	ZMB	3
	Ableitend, Lymphsystem	Zellulitis, Fettleibigkeit, Wasser-	MBKS	4
	anregend	ansammlung		
	Geist, Emotionen, Psyche			
	Antidepressiv,	Angst, Depressionen	ZMB	4
	stimmungsaufhellend			
Zitronellgras	*Medizinisch*			
Cymbopogon	Desodorierend, reinigend	Hygiene, Epidemien	Z	4
nardus	Insektenvertreibend	Moskitos	ZLS	5
Gräser	Desodorierend	Badezimmer, Müll	Z	4
	Anregend	Verdauungsstörungen	MBK	2
	Antiseptisch	Infektionskrankheiten	ZMBKS	3
Zypresse	*Medizinisch*			
Cupressus	Wärmend	Energiemangel	ZMB	4
sempervirens	Anregend	Atmungssystem	ZMBKS	3
Nadelhölzer	Anregend (Kreislauf)	Zellulitis, Kreislauf	MBKS	5
	Adstringierend	Ödeme, Wasseransammlung	MBKS	5
	Krampflösend	Asthma, Husten, Keuchhusten	ZMK	4
	Schweißhemmend,	Zu starke Schweißabsonderung	MBKLS	4
	desodorierend	(vor allem an den Füßen)		

Therapien

Körperpflege, Hautpflege, Haarpflege

Akne
Bergamotte, Geranie, Geraniumgras, Immortelle, Kamille blaue, Kamille deutsche, Lavendel, Melisse, Minze grüne, Niaouli, Patschuli, Pfefferminze, Rosenholz, Rosmarin, Salbei lavandulifolia, Sandelholz (Mysore), Tea Tree, Thymian (Zitrus), Wacholder.
Anwendungsmethoden: Kompresse, Gesichtspackung, Maske, Lotion, Gesichtsöl/Körperöl.

Dermatitis
Benzoeharz, Geranie, Geraniumgras, Immortelle, Jasmin enfleurage, Kamille blaue, Kamille deutsche, Karottensamen, Lavendel, *Litsea cubeba*, Melisse, Minze grüne, Patschuli, Pfefferminze, Rosenholz, Rosmarin, Salbei lavandulifolia, Thymian (Zitrus), Wacholder, Zedernholz.
Anwendungsmethoden: Kompresse, Gesichtspackung, Maske, Lotion, Einreibung/Salbe.

Ekzem
Bergamotte, Kamille blaue, Kamille deutsche, Lavendel, Melisse, Patschuli, Rose, Rosmarin, Salbei, Thymian (Zitrus), Wacholder, Zedernholz.
Anwendungsmethoden: Kompresse, Gesichtspackung, Maske, Lotion, Gesichtsöl/Körperöl.

Falten
Karottensamen, Mukatellersalbei, Myrrhe, Olibanum, Patschuli, Rose, Rosenholz, Rosmarin.
Anwendungsmethoden: Kompresse, Gesichtspackung, Maske, Lotion, Gesichtsöl/Körperöl.

Haarausfall
Rosmarin, Salbei lavandulifolia, Zedernholz, Ylang Ylang.
Anwendungsmethoden: Lotion, Shampoo.

Haar, fettiges
Muskatellersalbei, Rosmarin, Zedernholz.
Anwendungsmethoden: Lotion, Shampoo.

Haarwuchs
Lorbeer, Muskatellersalbei, Ylang Ylang.
Anwendungsmethoden: Lotion, Shampoo.

Haut, empfindliche
Immortelle, Jasmin enfleurage, Kamille blaue, Kamille deutsche, Kamille römische, Kamille wilde, Orangenblüte (Neroli), Rose, Rosenholz.
Anwendungsmethoden: Kompresse, Gesichtspackung, Maske, Lotion, Gesichtsöl/Körperöl, Körperwickel.

Haut, entzündete
Immortelle, Kamille blaue, Kamille deutsche, Muskatellersalbei.
Anwendungsmethoden: Kompresse, Gesichtspackung, Maske, Lotion, Gesichtsöl/Körperöl, Körperwickel.

Haut, fettige
Geranie, Lavendel, Muskatellersalbei, Ylang Ylang, Zitrone.
Anwendungsmethoden: Kompresse, Gesichtspackung, Maske, Lotion, Gesichtsöl/Körperöl.

Haut, gealterte
Geranie, Karottensamen, Muskatellersalbei, Myrrhe, Olibanum, Patschuli, Rose, Rosenholz, Rosmarin.
Anwendungsmethoden: Kompresse, Gesichtspackung, Maske, Lotion, Hautöl/Körperöl, Körperwickel.

Haut, gereizte
Benzoeharz, Immortelle, Karottensamen, Tea Tree.
Anwendungsmethoden: Kompresse, Gesichtspackung, Maske, Lotion, Gesichtsöl/Körperöl, Einreibung/Salbe.

Haut, rissige, aufgesprungene
Benzoeharz, Patschuli, Sandelholz (Mysore).
Anwendungsmethoden: Kompresse, Gesichtspackung, Maske, Lotion, Einreibung/Salbe.

Haut, trockene
Geraniumgras, Jasmin enfleurage, Muskatellersalbei, Rose, Rosmarin, Sandelholz (Mysore).
Anwendungsmethoden: Kompresse, Gesichtspackung, Maske, Lotion, Hautöl/Körperöl.

Hautpflege
Geranie, Geraniumgras, Immortelle, Kamille blaue, Kamille deutsche, Patschuli, Rosenholz, Zitrone.
Anwendungsmethoden: Kompresse, Gesichtspackung, Maske, Lotion, Gesichtsöl/Körperöl, Körperwickel.

Schuppen
Patschuli, Rosmarin, Salbei lavandulifolia, Tea Tree, Zedernholz.
Anwendungsmethoden: Lotion, Haaröl, Shampoo.

Seborrhöe
Bergamotte, Patschuli, Salbei.
Anwendungsmethoden: Kompresse, Gesichtspackung, Maske, Lotion, Gesichtsöl/Körperöl, Körperwickel.

Medizinische Indikationen

Abszeß
Immortelle, Kamille blaue, Kamille deutsche, Kamille römische, Lavendel, Lavendel (spica), Origano, Rosmarin, Tea Tree, Thymian citriodora, Thymian (Zitrus).
Anwendungsmethoden: Kompresse, Gesichtspackung, Maske, Gesichtsöl/Körperöl.

Amenorrhöe, Dysmenorrhöe
Beifuß, Fenchel, Flohminze, Kamille deutsche, Kamille römische, Kamille wilde, Karottensamen, Lavendel, Liebstöckel, Majoran, Muskatellersalbei, Salbei lavandulifolia.
Anwendungsmethoden: Bad, Kompresse, Massage, Einreibung/Salbe, Spülung.

Anämie, Asthenie
Bitterorangenblätter, Bohnenkraut, Engelwurz, Fenchel, Gewürznelke, Kamille deutsche, Kamille römische, Karottensamen, Koriander, Kreuzkümmel, Liebstöckel, Limette, Rosmarin, Salbei lavandulifolia, Thymian citriodora, Thymian roter.
Anwendungsmethoden: Bad, Zerstäuber, Massage.

Anorexie
Engelwurz, Karottensamen, Koriander.
Anwendungsmethoden: Bad, Zerstäuber, Massage.

Ansammlungen (Gifte, Flüssigkeiten)
Birke, Engelwurz, Fenchel, Karottensamen, Koriander, Kreuzkümmel, Kümmel, Liebstöckel, Wacholder.
Anwendungsmethoden: Bad, Kompresse, Gesichtspackung, Maske, Lotion, Massage, Gesichtsöl/Körperöl, Körperwickel.

Arthritis
Birke, Bohnenkraut, Ingwerwurzel, Kamille blaue, Kamille deutsche, Kamille römische, Majoran, Majoran wilder spanischer, Rosmarin, Thymian roter, Vetiver, Wacholder.
Anwendungsmethoden: Bad, Kompresse, Massage, Einreibung/Salbe, Körperwickel.

Asthma
Cajeput, Eukalyptus australiana, Eukalyptus globulus, Lavendel, Limette, Minze grüne, Myrrhe, Myrte, Niaouli, Olibanum, Origano, Pfefferminze, Rosmarin, Schwarzfichte, Tanne, Tea Tree, Terpentin, Thymian citriodora, Ysop, Zypresse.
Anwendungsmethoden: Bad, Kompresse, Zerstäuber, Massage, Einreibung/Salbe.

Atmungssystem
Cajeput, Eukalyptus australiana, Eukalyptus globulus, Gewürznelke, Kiefer, Lavandin, Lavendel, Lavendel (spica), Lorbeer, Minze grüne, Myrte, Niaouli, Origano, Pfefferminze, Rosmarin, Schwarzfichte, Tanne, Tea Tree, Terpentin, Ysop, Zedernholz.
Anwendungsmethoden: Bad, Kompresse, Zerstäuber, Massage, Einreibung/Salbe.

Atmungssystem (Schwäche)
Kiefer, Schwarzfichte, Tanne.
Anwendungsmethoden: Bad, Zerstäuber, Massage, Einreibung/Salbe.

Blähungen
Bitterorangenblätter, Fenchel, Ingwerwurzel, Kardamom, Koriander, Kreuzkümmel, Liebstöckel, Mandarine, Muskat.
Anwendungsmethoden: Bad, Kompresse, Massage, Einreibung/Salbe.

Blasenentzündung
Birke, Cajeput, Lavendel, Liebstöckel, Origano, Sandelholz (Mysore), Thymian roter, Wacholder, Zedernholz.
Anwendungsmethoden: Bad, Kompresse, Massage, Einreibung/Salbe.

Blennorrhöe (Eitrige Schleimabsonderung)
Lavendel, Origano, Sandelholz (Mysore), Thymian roter.
Anwendungsmethoden: Bad, Massage, Einreibung/Salbe.

Blutdruck, zu hoher
Majoran, Zitrone, Ylang Ylang.
Anwendungsmethoden: Bad, Massage, Einreibung/Salbe.

Blutdruck, zu niedriger
Salbei lavandulifolia, Ysop.
Anwendungsmethoden: Kompresse, Zerstäuber, Massage, Einreibung/Salbe.

Bluterguß
Geranie, Immortelle, Kamille blaue, Kamille deutsche, Kamille römische.
Anwendungsmethoden: Kompresse, Lotion, Einreibung/Salbe.

Blutungen
Geranie, Immortelle, Rose.
Anwendungsmethoden: Kompresse, Lotion, Einreibung/Salbe.

Bronchitis
Benzoeharz, Limette, Minze grüne, Myrte, Niaouli, Origano, Pfefferminze, Rosmarin, Schwarzfichte, Tea Tree, Thymian citriodora, Terpentin.
Anwendungsmethoden: Bad, Kompresse, Zerstäuber, Massage.

Candida
Tea Tree.
Anwendungsmethoden: Kompresse, Lotion, Gesichtsöl/Körperöl, Einreibung/Salbe, Spülung.

Darm
Liebstöckel, Muskat.
Anwendungsmethoden: Bad, Kompresse, Massage.

Darminfektionen
Basilikum, Bergamotte, Thymian roter, Zimtblatt, Zimtrinde.
Anwendungsmethoden: Kompresse, Massage, Einreibung/Salbe.

Diabetes
Eukalyptus australiana, Eukalyptus globulus, Geranie, Wacholder.
Anwendungsmethoden: Bad, Massage.

Drüsensystem
Fenchel, Karottensamen, Kiefer, Koriander, Schwarzfichte, Tanne, Terpentin, Wacholder, Zedernholz.
Anwendungsmethoden: Bad, Massage, Einreibung/Salbe.

Dyspepsie
Basilikum, Bitterorangenblätter, Estragon, Flohminze, Gewürznelke, Ingwerwurzel, Kümmel, Mandarine, Minze grüne, Pfeffer, Pfefferminze, Ysop.
Anwendungsmethoden: Kompresse, Massage, Einreibung/Salbe.

Energetische Unausgewogenheit
Benzoeharz, Cajeput, Eukalyptus australiana, Eukalyptus globulus, Myrte, Niaouli.
Anwendungsmethoden: Bad, Zerstäuber, Massage.

Energiemangel
Gewürznelke, Kümmel, Zypresse.
Anwendungsmethoden: Bad, Zerstäuber, Massage.

Entzündungen
Myrrhe, Olibanum.
Anwendungsmethoden: Kompresse, Gesichtspackung, Maske, Lotion, Einreibung/Salbe.

Erbrechen
Minze grüne, Pfefferminze.
Anwendungsmethoden: Kompresse, Massage, Einreibung/Salbe.

Erkältung
Eukalyptus globulus, Kiefer, Lavendel, Schwarzfichte, Terpentin.
Anwendungsmethoden: Kompresse, Zerstäuber, Massage, Einreibung/Salbe.

Erschöpfung
Bohnenkraut, Rosmarin, Salbei lavandulifolia, Thymian citriodora, Thymian roter.
Anwendungsmethoden: Bad, Zerstäuber, Massage.

Fettleibigkeit
Birke, Engelwurz, Fenchel, Grapefruit, Limette, Orange, Thymian roter, Zitrone.
Anwendungsmethoden: Bad, Kompresse, Massage, Einreibung/Salbe, Körperwickel.

Fieber
Ingwerwurzel, Pfefferminze.
Anwendungsmethoden: Bad, Kompresse, Massage, Einreibung/Salbe.

Flöhe
Flohminze, Lavandin, Lavendel, Lavendel (spica).
Anwendungsmethoden: Zerstäuber, Einreibung/Salbe.

Frigidität
Jasmin enfleurage, Muskatellersalbei, Rose, Ylang Ylang.
Anwendungsmethoden: Bad, Kompresse, Zerstäuber, Massage, Einreibung/Salbe.

Gallenblasenstauung
Limette, Rosmarin, Zitrone.
Anwendungsmethoden: Bad, Kompresse, Massage, Einreibung/Salbe.

Gärungsprozesse
Estragon, Gewürznelke, Kümmel.
Anwendungsmethoden: Bad, Kompresse, Massage.

Gelenkentzündung
Kamille blaue, Kamille deutsche, Kamille römische.
Anwendungsmethoden: Bad, Kompresse, Einreibung/Salbe.

Geschwüre
Immortelle, Kamille blaue, Kamille deutsche, Kamille römische.
Anwendungsmethoden: Kompresse, Gesichtspackung, Maske, Lotion, Gesichtsöl/Körperöl.

Gicht
Engelwurz, Koriander.
Anwendungsmethoden: Kompresse, Massage, Einreibung/Salbe.

Hämorrhoiden
Zypresse.
Anwendungsmethoden: Kompresse, Lotion, Einreibung/Salbe.

Halsentzündung
Geranie, Ingwerwurzel, Kiefer, Myrrhe, Schwarzfichte, Terpentin.
Anwendungsmethoden: Einreibung/Salbe, Gurgeln.

Harn- und Geschlechtsorgane, Infektionen der
Kiefer, Tanne, Terpentin, Wacholder.
Anwendungsmethoden: Bad, Kompresse, Lotion, Massage.

Harnwege, Infektionen der
Cajeput, Eukalyptus australiana, Eukalyptus globulus, Gewürznelke, Kiefer, Myrte, Niaouli, Tanne, Tea Tree, Terpentin, Wacholder, Zedernholz, Zistrose.
Anwendungsmethoden: Bad, Kompresse, Massage.

Herpes
Zitrone, Tea Tree.
Anwendungsmethoden: Kompresse, Gesichtsöl/Körperöl, Einreibung/Salbe.

Herzjagen
Verbena (Zitrus), Ylang Ylang.
Anwendungsmethoden: Bad, Kompresse, Zerstäuber, Massage, Einreibung/Salbe.

Herzklopfen
Lavendel, Melisse, Orangenblüte (Neroli), Thymian (Zitrus), Ylang Ylang.
Anwendungsmethoden: Bad, Kompresse, Zerstäuber, Massage.

Husten
Benzoeharz, Myrrhe, Olibanum, Zypresse.
Anwendungsmethoden: Zerstäuber.

Hygiene
Eukalyptus citriodora, Lavandin, Lemongras, *Litsea cubeba*, Zitronellgras.
Anwendungsmethoden: Zerstäuber.

Immunsystem, geschwächtes
Tea Tree, Zitrone.
Anwendungsmethoden: Bad, Zerstäuber, Massage.

Impotenz
Gewürznelke, Ingwerwurzel, Jasmin efleurage, Kardamom, Muskat, Muskatellersalbei, Pfeffer, Pfefferminze, Rose, Sandelholz (Mysore), Ylang Ylang.
Anwendungsmethoden: Bad, Kompresse, Massage, Einreibung/Salbe.

Infektionskrankheiten
Bohnenkraut, Cajeput, Eukalyptus australiana, Eukalyptus citriodora, Eukalyptus globulus, Geranie, Gewürznelke, Lavandin, Lavendel, Lemongras, *Litsea cubeba*, Lorbeer, Myrte, Niaouli, Origano, Pfefferminze, Tea Tree, Thymin roter, Zimtblatt, Zimtrinde, Zitrone, Zitronellgras.
Anwendungsmethoden: Bad, Kompresse, Zerstäuber, Massage, Einreibung/Salbe.

Katarrh
Lavendel, Limette, Minze grüne, Myrrhe, Niaouli, Olibanum, Origano, Pfefferminze, Rosmarin, Thymian citriodora, Ysop.
Anwendungsmethoden: Zerstäuber.

Keuchhusten
Ysop, Zypresse.
Anwendungsmethoden: Kompresse, Zerstäuber, Massage.

Klimakterium
Beifuß, Geranie, Jasmin efleurage, Kamille deutsche, Kamille römische, Kamille wilde, Lavendel, Salbei lavandulifolia, Ylang Ylang.
Anwendungsmethoden: Bad, Kompresse, Zerstäuber, Massage, Einreibung/Salbe.

Kopfschmerzen
Kamille deutsche, Kamille römische, Kamille wilde, Lavendel, Minze grüne, Pfefferminze, Rosenholz.
Anwendungsmethoden: Bad, Kompresse, Zerstäuber, Massage, Einreibung/Salbe.

Krampfadern
Zitrone, Zypresse.
Anwendungsmethoden: Kompresse, Lotion, Einreibung/Salbe.

Kreislauf
Origano, Thymian roter, Zimtblatt, Zimtrinde, Zitrone, Zypresse.
Anwendungsmethoden: Bad, Kompresse, Massage, Einreibung/Salbe, Körperwickel.

Kreislauf (Kapillaren)
Origano, Thymian roter.
Anwendungsmethoden: Bad, Kompresse, Lotion, Massage, Gesichtsöl/Körperöl, Einreibung/Salbe, Körperwickel.

Leber
Immortelle, Kamille blaue, Kamille deutsche, Kamille römische, Kamille wilde.
Anwendungsmethoden: Kompresse, Massage, Einreibung/Salbe.

Leber-Galle-Störungen
Beifuß, Flohminze, Karottensamen, Minze grüne, Pfefferminze.
Anwendungsmethoden: Bad, Kompresse, Massage, Einreibung/Salbe.

Leber-Milz-Stauung
Beifuß, Flohminze, Karottensamen, Minze grüne, Pfefferminze.
Anwendungsmethoden: Bad, Kompresse, Massage, Einreibung/Salbe.

Luftschlucken
Anis, Engelwurz, Estragon, Fenchel, Ingwerwurzel, Kardamom, Koriander, Kreuzkümmel, Kümmel, Liebstöckel.
Anwendungsmethoden: Bad, Kompresse, Massage.

Lymphsystem und Sekretionen
Grapefruit, Limette, Zitrone.
Anwendungsmethoden: Bad, Massage, Einreibung/Salbe.

Magenkrämpfe
Basilikum, Estragon, Ingwerwurzel.
Anwendungsmethoden: Kompresse, Massage, Einreibung/Salbe.

Mandelentzündung
Geranie, Ingwerwurzel, Kamille blaue.
Anwendungsmethoden: Einreibung/Salbe, Gurgeln.

Migräne
Anis, Basilikum, Engelwurz, Ingwerwurzel, Kamille deutsche, Kamille römische, Kamille wilde, Koriander, Kreuzkümmel, Kümmel, Lavendel, Majoran, Majoran wilder spanischer, Melisse, Minze grüne, Pfefferminze.
Anwendungsmethoden: Kompresse, Zerstäuber, Einreibung/Salbe.

Milchproduktion, ungenügende (Stillen)
Fenchel.
Anwendungsmethoden: Kompresse, Massage, Einreibung/Salbe.

Moskitos
Flohminze, Geranie, Lavandin, Zitronellgras.
Anwendungsmethoden: Zerstäuber, Lotion, Einreibung/Salbe.

Motten
Lavandin, Lavendel.
Anwendungsmethoden: Zerstäuber, Einreibung/Salbe.

Muskel- und Gelenkschmerzen
Birke, Gewürznelke, Lavendel (spica), Lorbeer, Muskat, Origano, Pfeffer, Pfefferminze, Rosmarin.
Anwendungsmethoden: Bad, Kompresse, Massage, Einreibung/Salbe.

Nebenhöhlenentzündung
Cajeput, Eukalyptus australiana, Eukalyptus globulus, Lavendel, Minze grüne, Myrte, Niaouli, Pfefferminze.
Anwendungsmethoden: Zerstäuber, Einreibung/Salbe.

Nebennieren
(Adrenalin- und Kortikoidproduktion)
Geranie, Rosmarin, Salbei lavandulifolia.
Anwendungsmethoden: Bad, Massage.

Neuralgien
Gewürznelke, Lorbeer, Muskat, Pfeffer, Pfefferminze.
Anwendungsmethoden: Bad, Kompresse, Massage, Einreibung/Salbe.

Nieren
Birke, Geranie, Liebstöckel.
Anwendungsmethoden: Bad, Kompresse, Massage, Einreibung/Salbe.

Ohnmacht
Pfefferminze.
Anwendungsmethoden: Kompresse, Zerstäuber.

Pilzinfektionen
Patschuli, Tea Tree, Zedernholz.
Anwendungsmethoden: Kompresse, Lotion, Einreibung/Salbe, Spülung.

Prämenstruelles Syndrom
Beifuß, Fenchel, Karottensamen, Lavendel, Majoran, Muskatellersalbei.
Anwendungsmethoden: Bad, Kompresse, Massage, Einreibung/Salbe, Spülung.

Rekonvaleszenz
Bitterorangenblätter, Engelwurz, Karottensamen, Koriander, Kreuzkümmel, Limette, Zitrone.
Anwendungsmethoden: Bad, Zerstäuber, Massage.

Rheumatismus
Birke, Bohnenkraut, Cajeput, Ingwerwurzel, Koriander, Majoran, Majoran wilder spanischer, Muskat, Pfeffer, Rosmarin, Thymian roter, Wacholder.
Anwendungsmethoden: Bad, Kompresse, Massage, Einreibung/Salbe.

Schlaflosigkeit
Kamille deutsche, Kamille römische, Kamille wilde, Lavendel, Majoran, Majoran wilder spanischer, Mandarine, Melisse, Orange, Orangenblüte (Neroli), Thymian (Zitrus), Ylang Ylang, Zistrose.
Anwendungsmethoden: Bad, Zerstäuber, Massage, Einreibung/Salbe.

Schluckauf
Estragon.
Anwendungsmethoden: Kompresse, Massage, Einreibung/Salbe.

Schwitzen (besonders Füße)
Salbei, Zypresse.
Anwendungsmethoden: Bad, Kompresse, Lotion, Massage, Einreibung/Salbe.

Sekretionen
Benzoeharz, Elemi, Grapefruit, Limette, Myrrhe, Olibanum, Zitrone.
Anwendungsmethoden: Bad, Kompresse, Massage, Einreibung/Salbe.

Stoffwechsel
Lavendel, Melisse, Minze grüne, Origano, Pfefferminze, Rosmarin, Salbei lavandulifolia, Thymian citriodora, Thymian roter, Thymian (Zitrus).
Anwendungsmethoden: Bad, Zerstäuber, Massage, Einreibung/Salbe.

Tuberkulose
Cajeput, Eukalyptus australiana, Eukalyptus globulus, Myrte, Niaouli, Tea Tree.
Anwendungsmethoden: Bad, Kompresse, Zerstäuber, Massage, Einreibung/Salbe.

Übelkeit
Minze grüne, Pfefferminze, Rosenholz.
Anwendungsmethoden: Kompresse, Zerstäuber, Massage, Einreibung/Salbe.

Verbrennungen
Geranie, Lavandin, Lavendel, Lavendel (spica), Niaouli, Origano, Rosmarin, Thymian citriodora, Thymian (Zitrus).
Anwendungsmethoden: Kompresse, Lotion, Einreibung/Salbe.

Verdauungsstörungen
Anis, Bergamotte, Engelwurz, Fenchel, Grapefruit, Ingwerwurzel, Kamille deutsche, Kamille römische, Kardamom, Koriander, Kreuzkümmel, Kümmel, Lemongras, Liebstöckel, Limette, *Litsea cubeba*, Zimtrinde, Zitrone.
Anwendungsmethoden: Bad, Kompresse, Massage, Einreibung/Salbe.

Viruserkrankungen
Melisse, Origano, Zitrone.
Anwendungsmethoden: Zerstäuber, Massage, Einreibung/Salbe.

Vitalzentren
Basilikum, Ingwerwurzel, Lavendel, Melisse, Minze grüne, Pfefferminze, Rosmarin, Salbei lavandulifolia, Thymian citriodora, Thymian roter, Thymian (Zitrus).
Anwendungsmethoden: Bad, Zerstäuber, Massage, Einreibung/Salbe.

Wasseransammlungen
Birke, Engelwurz, Fenchel, Grapefruit, Liebstöckel, Limette, Orange, Zitrone.
Anwendungsmethoden: Bad, Kompresse, Massage, Einreibung/Salbe, Körperwickel.

Weibliche Fortpflanzungsorgane
Beifuß, Fenchel, Kamille deutsche, Kamille römische, Muskatellersalbei, Rose.
Anwendungsmethoden: Bad, Kompresse, Zerstäuber, Massage, Einreibung/Salbe, Spülung.

Wunden
Benzoeharz, Geranie, Immortelle, Lavandin, Lavendel, Lavendel (spica), Niaouli, Origano, Rosmarin, Thymian citriodora, Thymian (Zitrus).
Anwendungsmethoden: Kompresse, Lotion, Einreibung/Salbe.

Wunden, infizierte
Elemi, Gewürznelke, Kümmel, Myrrhe, Olibanum, Tea Tree.
Anwendungsmethoden: Kompresse, Gesichtspackung, Lotion, Gesichtsöl/Körperöl, Einreibung/Salbe.

Zahnen (Schmerzen)
Beifuß, Kamille blaue, Kamille deutsche, Kamille römische.
Anwendungsmethoden: Einreibung/Salbe, Gurgeln.

Zahnschmerzen
Beifuß, Gewürznelke, Kamille blaue, Kamille deutsche, Kamille römische.
Anwendungsmethoden: Einreibung/Salbe, Gurgeln.

Zellulitis
Birke, Engelwurz, Fenchel, Geranie, Grapefruit, Thymian roter, Zitrone.
Anwendungsmethoden: Bad, Kompresse, Massage, Einreibung/Salbe, Körperwickel.

Geist, Emotionen, Psyche

Angst
Benzoeharz, Bergamotte, Bitterorangenblätter, Jasmin enfleurage, Kiefer, Limette, Patschuli, Rosenholz, Schwarzfichte, Tanne, Zedernholz, Zitrone.
Anwendungsmethoden: Bad, Zerstäuber, Massage, Einreibung/Salbe.

Astralkörper
Lavandin, Lavendel, Majoran, Melisse, Patschuli, Rosmarin, Thymian citriodora.
Anwendungsmethoden: Bad, Zerstäuber, Massage, Einreibung/Salbe.

Depressionen
Bergamotte, Bitterorangenblätter, Geranie, Jasmin enfleurage, Lavendel, Limette, Melisse, Minze grüne, Muskatellersalbei, Pfefferminze, Rose, Rosmarin, Salbei lavandulifolia, Sandelholz (Mysore), Thymian citriodora, Thymian roter, Thymian (Zitrus), Ylang Ylang, Zitrone.
Anwendungsmethoden: Bad, Zerstäuber, Massage.

Depressionen, nachgeburtliche
Jasmin enfleurage, Muskatellersalbei.
Anwendungsmethoden: Bad, Zerstäuber, Massage.

Emotionaler Schock
Melisse, Orangenblüte (Neroli), Rose.
Anwendungsmethoden: Bad, Zerstäuber, Massage, Einreibung/Salbe.

Erdung, mangelnde
Pfeffer, Vetiver.
Anwendungsmethoden: Bad, Zerstäuber,
Massage, Einreibung/Salbe.

Erschöpfung (nervlich, geistig)
Basilikum, Gewürznelke, Muskat, Wacholder.
Anwendungsmethoden: Bad, Zerstäuber,
Massage.

Gedächtnisschwäche
Basilikum, Bitterorangenblätter, Gewürznelke, Ingwerwurzel, Rosmarin, Wacholder.
Anwendungsmethoden: Bad, Zerstäuber,
Massage, Einreibung/Salbe.

Geist
Myrrhe, Olibanum.
Anwendungsmethoden: Bad, Zerstäuber,
Massage, Einreibung/Salbe.

Hysterie
Mandarine, Orange, Orangenblüte (Neroli).
Anwendungsmethoden: Bad, Zerstäuber,
Massage.

Kummer
Melisse, Orangenblüte (Neroli), Rose.
Anwendungsmethoden: Bad, Zerstäuber,
Massage, Einreibung/Salbe.

Mediale Arbeit
Beifuß, Schwarzfichte, Zedernholz, Zitrone.
Anwendungsmethoden: Zerstäuber, Einreibung/Salbe.

Mediale Fähigkeiten
Elemi, Myrrhe, Olibanum, Zistrose.
Anwendungsmethoden: Zerstäuber, Einreibung/Salbe.

Nervensystem
Bergamotte, Bitterorangenblätter, Bohnenkraut, Kiefer, Kreuzkümmel, Limette, Minze grüne, Pfeffer, Pfefferminze, Salbei lavandulifolia, Schwarzfichte, Tanne, Thymian citriodora, Zedernholz, Zimtrinde, Zitrone.
Anwendungsmethoden: Bad, Zerstäuber,
Massage, Einreibung/Salbe.

Nervöse Spannung
Geranie, Lavendel, Majoran, Majoran wilder spanischer, Mandarine, Melisse, Orange, Orangenblüte (Neroli), Rose, Ylang Ylang.
Anwendungsmethoden: Bad, Zerstäuber,
Massage, Einreibung/Salbe.

Nervosität
Mandarine, Orangenblüte (Neroli), Verbena (Zitrus), Zistrose.
Anwendungsmethoden: Bad, Zerstäuber,
Massage, Einreibung/Salbe.

Neurasthenie
Lavendel, Melisse, Minze grüne, Patschuli, Pfefferminze, Rosmarin, Salbei lavandulifolia, Thymian citriodora, Thymian roter, Thymian (Zitrus).
Anwendungsmethoden: Bad, Zerstäuber,
Massage.

Neurovegetatives System
Basilikum, Ingwerwurzel, Verbena (Zitrus).
Anwendungsmethoden: Bad, Zerstäuber, Massage, Einreibung/Salbe.

Streß
Kiefer, Schwarzfichte, Tanne, Ylang Ylang, Zedernholz.
Anwendungsmethoden: Bad, Zerstäuber, Massage.

Traum
Beifuß, Muskatellersalbei.
Anwendungsmethoden: Zerstäuber, Einreibung/Salbe.

Traurigkeit
Benzoeharz, Jasmin enfleurage, Rose, Rosenholz.
Anwendungsmethoden: Bad, Zerstäuber, Massage, Einreibung/Salbe.

Überbelastung, Erschöpfung (geistig)
Basilikum, Bitterorangenblätter, Ingwerwurzel, Kümmel, Minze grüne, Pfefferminze, Rosmarin, Salbei lavandulifolia.
Anwendungsmethoden: Bad, Zerstäuber, Massage, Einreibung/Salbe.

Verwirrung
Bitterorangenblätter.
Anwendungsmethoden: Bad, Zerstäuber, Massage, Einreibung/Salbe.

Wut
Deutsche oder römische Kamille, Ylang Ylang.
Anwendungsmethoden: Bad, Zerstäuber, Massage, Einreibung/Salbe.

Wutanfälle
Kamille deutsche, Kamille römische.
Anwendungsmethoden: Bad, Zerstäuber, Massage, Einreibung/Salbe.

Yoga, Meditation, Rituale
Sandelholz, Schwarzfichte, Zedernholz, Zistrose.
Anwendungsmethoden: Zerstäuber, Einreibung/Salbe.

Zuversicht, Mangel an
Jasmin enfleurage.
Anwendungsmethoden: Bad, Zerstäuber, Massage, Einreibung/Salbe.

Chakras, Energiezentren *

Kronenchakra
Benzoeharz, Myrrhe, Olibanum, Sandelholz
(Mysore), Schwarzfichte, Zistrose.
Anwendungsmethoden: Zerstäuber, Einreibung/Salbe.

Drittes Auge
Myrrhe, Olibanum, Sandelholz (Mysore),
Schwarzfichte, Zistrose.
Anwendungsmethoden: Zerstäuber, Einreibung/Salbe.

Herzchakra
Benzoeharz, Melisse, Orangenblüte (Neroli),
Rose.
Anwendungsmethoden: Zerstäuber, Einreibung/Salbe.

Sexualchakra
Jasmin enfleurage, Ylang Ylang.
Anwendungsmethoden: Bad, Zerstäuber,
Massage, Einreibung/Salbe.

Wurzelchakra
Pfeffcr, Vetiver.
Anwendungsmethoden: Massage, Einreibung/Salbe.

* (Anm. d. Ü.: Über Kehl- und Solarplexuschakra
keine Angaben im Original)

Anhang

Empfehlenswerte Bücher

Fabrice Bardeau: *La médicine par les fleurs*, 1976 (dt.: *Die Apotheke Gottes – Heilkräuter einst und jetzt,* Ullstein 1978).

P. Belaiche, Mr. Girault: *Traité de phytothérapie et d' aromathérapie*, 3 Bände. Maloine Editeur, Paris, 1979. Zahlreiche medizinische Daten. P. Belaiche lehrt an französischen Kliniken Aromatherapie.

Die Bibel

Hieronymus Braunschweig: *The Vertuose Boke of Distyllacyon of the Waters of all Maner of Herbes*, 1527.

Scott Cunningham: *Magical Aromatherapy*, Llewellyn Publications, St. Paul MN, 1990. Cunningham untersucht verschiedene Anwendungsmethoden für ätherische Öle. Leicht verständlich, gut geschrieben.

Patricia Davis: *Aromatherapy: An A–Z*, C. W. Daniel Company, Essex 1988 (dt.: *Aromatherapie von A–Z*, Knaur 1990). Patricia Davis gründete die *London School of Aromatherapy*.

R. M. Gattefossé: *Aromathérapie*, Girardot Editeur, Paris 1928. Gattefossé prägte den Begriff »Aromatherapie«.

Judith Jackson: *Scentual Touch*, Henry Holt and Co., New York 1986.

H. Leclerc: *Précis de phytothérapie*, Masson Editeur, Paris 1954.

Nicholas Lemery: *Dictionnaire des drogues simples*, 1759.

Marguerite Maury: *The Secret of Life and Youth*, 1961. Einst ein Sammlerstück, heute erhältlich als *Mme Maury Guide to Aromatherapy*, C. W. Daniel Company, Essex 1988 (dt.: *Die Geheimnisse der Aromatherapie – Wohlgerüche für Gesundheit und Kraft, Vitalität, Jugend und Schönheit,* Windpferd 1990).

Joseph E. Mayer: *The Herbalist*, 1907.

Shirley Price: *Practical Aromatherapy*, Thorsons 1983 (dt.: *Praktische Aromatherapie – Vitalität und Lebensfreude durch ätherische Öle.* Urania Neuhaus 1988).

Danielle Ryman: *The Aromatherapy Handbook*, C. W. Daniel Company, Essex 1984.

Robert Tisserand: *Aromatherapy to Heal and Tend the Body*, Lotus Light, Wilmot WI, 1989.

Robert Tisserand: *The Art of Aromatherapy*, C. W. Daniel Company, Essex 1977 (dt.: *Aromatherapie – Heilung durch Duftstoffe,* Verlag Hermann Bauer 1980).

Jean Valnet: *Aromathérapie – Traitement des maladies par les essences des plantes* (dt.: *Aromatherapie*, Heyne 1986). Valnet bewirkte in Frankreich das Wiederaufleben der Aromatherapie.

J. Valnet, C. Durrafour, J. C. Lappraz: *Phytothérapie et aromathérapie – une médicine nouvelle*, Presses de la Renaissance, Paris 1979. Auch Doktor Durrafour und Doktor Lappraz lehren in Frankreich und in der Schweiz Aromatherapie.

Valerie A. Worwood: *Aromantics*, Pan Books Ltd., London 1987 (dt.: *Liebesdüfte*, Goldmann 1990). Amüsant, gut geschrieben, provokant. Aromatherapie aus einer anderen Perspektive.

Anthroposophie

Johann Wolfgang von Goethe: *Metamorphose der Pflanzen*.

Wilhelm Pelikan: *Heilpflanzenkunde*, 3 Bde., Philosophisch-Anthroposophischer Verlag, Dornach, Schweiz, 1957–1978. Ein faszinierendes Werk, in dem sich der Autor ausführlich mit dem energetischen Aspekt der Heilpflanzen und den botanischen Familien beschäftigt.

Ätherische Öle

Steffen Arctander: *Perfume and Flavor Materials of Natural Origin*. 1960 im Selbstverlag erschienen: 6665 Valley View Boulevard, Las Vegas, NV 89118, USA.

E. Guenther: *The Essential Oils*, 4 Bde., 1948–1952; nach vierzig Jahren immer noch das Standardwerk. Nur für ernsthaft interessierte Leser (über 10 000 Seiten).

Dietrich Gümbel: *Gesunde Haut mit Heilkräuter-Essenzen – Ein ganzheitsmedizinisches Therapiekonzept*, Karl F. Haug Verlag, 4. erw. Aufl., Heidelberg 1992.

Dietrich Gümbel: *Wie neugeboren durch Heilkräuter-Essenzen*, Gräfe und Unzer, München 1990.

Brian Lawrence: *Essential Oils*, 3 Bde. 1976–1978, 1979–1980, 1981–1987, Allured Publishing Corporation, Wheaton IL. Eine Sammlung von Doktor Lawrences Artikeln in *Perfumer & Flavorist*. Nur für Fachleute.

Parfüms, Kosmetika, Düfte

R. M. Gattefossé, H. Jonquières: *Techniques of Beauty Products*, 1949.

Roy Genders: *A History of Scents*, 1972.

Boyd Gibbon: *The Intimate Sense of Smell*, in *National Geographic*, September 1986. Weckte in weiten Kreisen das Interesse für die psychischen Wirkungen von Düften.

D. McKenzie: *Aromatics and the Soul*, 1923.

Richard und Iona Miller: *The Magical and Ritual Use of Perfumes*, Destiny Books, Rochester 1990 (dt.: *Das magische Parfum*, Aurum 1991).

R. W. Moncrieff: *Odors*, 1970.

Edwin T. Morris: *Fragrance: The Story of Perfume from Cleopatra to Chanel*, Charles Scribner's Sons, New York 1984.

William A. Poucher: *Perfumes, Cosmetics and Soaps*, 3 Bde., Van Nostrand, Princeton 1958.

E. Rimmel: *The Book of Perfumes*, London 1865 (dt.: *Das Buch des Parfums – Die klassische Geschichte des Parfums und der Toilette*, Ullstein 1988).

Ernest Theimer: *Fragrance Chemistry: The Science of the Sense of Smell*, Academic Press, San Diego 1982.

C. J. S. Thompson: *The Mystery and Lure of Perfumes*, J. P. Lippincott, Philadelphia 1927.

Steve Van Toller, George Dodd: *Perfumery: The Psychology and Biology of Fragrance*, Chapman & Hall, New York 1988. Verfaßt nach der ersten internationalen Konferenz über die psychologischen Wirkungen von Parfüms. Faszinierend. Die Autoren führen Untersuchungen an der Universität Warwick in England durch.

Fachzeitschriften

Common Scents, Newsletter der *American Aromatherapy Association*. P. O. Box 12 22, Fair Oaks, CA 95628, USA. Abonnement auch für Nichtmitglieder möglich.

The International Journal of Aromatherapy, Aromatherapy Publications in 3, Shirley Street, Hove, Sussex BN3 3JW, England. Herausgegeben von Robert Tisserand, erhältlich durch die *American Aromatherapy Association*.

The Journal of Essential Oil Reserach, Allured Publishing Corporation, P. O. Box 318, Wheaton IL 60189-0318, USA.

Perfumer and Flavorist, Allured Publishing Corporation, Anschrift s. o.

Fachverbände

American Aromatherapy Association (AATA), P. O. Box 1222, Fair Oaks, CA 95628, USA.

The Association of Tisserand Aromatherapists (ATA), 44 Ditchling Rise, GB – Brighton, E. Sussex BN1 3PY, England. Hier auch Informationen über Kurse und Ausbildung erhältlich.

International Federation of Aromatherapists (IFA), 4 Eastmearn Road, West Dulwich, London SE21, 8HA.

Seminare

Aromatherapy Seminar, 3384 So. Robertson Place, Los Angeles, CA 90034, USA. Zweitägige Seminare und sechstägige Schulung durch Marcel Lavabre und Michael Scholes. (Dort auch Computer-Software »Aromatherapy Treatment and Blending Program« erhältlich.)

Vertrieb ätherischer Öle

Aroma Vera Inc., P. O. Box 3609, Culver City, CA 90231, USA. Über 70 ätherische Öle, direkt vom Hersteller importiert, auch Mikrozerstäuber und andere Produkte zur Aromatherapie.

Hinweise für den deutschsprachigen Raum

Anstelle weiterer amerikanischer Anschriften geben wir im folgenden einige Adressen von Bezugsquellen, Verbänden, Kursleitern und Aromatherapeuten in unserem Raum.

Bezugsquellen für ätherische Öle

Primavera GmbH
Am Fichtenholz 5
D-87475 Sulzberg
(Primavera Light, gleiche Anschrift: Mikrozerstäuber und Aromalampen)

Neumond
Kientalstraße 33
D-82211 Herrsching

La Balance
Bachstraße 3
D-88299 Leutkirch

Tautropfen
Poststraße 10
D-83132 Pittenhart

Heuschrecke
Krefelder Straße 18
D-50670 Köln 1

Oshadi
Ätherische Öle
Schoferstraße 9
D-77830 Bühl

Farfalla
Seefeldstraße 18
CH-8008 Zürich

Quint-Essenz
Gerda Decker
Nußdorferstraße 16
A-1090 Wien

Produkte zur Aromatherapie auch im

Prana-Haus
Postfach 167
D-79001 Freiburg

Vertrieb der französischen
Sunarom-Essenzen
in der BRD:
Ingrid Heinen-Greubel
Fritschestraße 27
D-10585 Berlin

in der Schweiz:

Santissa AG
Postfach 57
CH-8915 Hausen am Albis
(hier auch Mikrozerstäuber, Hydrolate sowie ätherische Öle speziell für therapeutische Zwecke)

Fachverbände

Forum Essenzia e. V.
Panoramastraße 17
D-87477 Sulzberg-Moosbach

Ein Newsletter dieses Verbandes erscheint ab Frühjahr 1992 zweimal jährlich.

Ein weiterer Fachverband für alle Belange der Aromatherapie – Ausbildung, Qualitätssicherung, Richtlinien – befindet sich in Zusammenarbeit mit der *International Society of Professional Aromatherapists* (ISPA) und der *International Federation of Aromatherapists* (IFA) in Gründung.
Kontaktadresse:
Martin Henglein
Westenriederstraße 24
D-80331 München
Telefon 0 89/29 62 44

Therapie, Seminar, Beratung

Susanne Fischer-Rizzi
D-87477 Sulzberg

Inge Andres
(La Balance)
Bachstraße 3
D-88299 Leutkirch

Eliane Zimmermann
Wagemannstraße 3
D-65183 Wiesbaden

Martin Henglein
Westenriederstraße 24
D-80331 München

Ingeborg Trümner
Schloßstraße 10
D-34549 Edertal-Bergheim

Helmut Bachmann
St. Peter 16
A-9545 Radenthein

A. und M. Horak-Schmassmann
Metallstraße 15
Praxis für Akupunktur und alternative Heilverfahren
CH-6300 Zug

Theo Vogel/Praxis Meridiana
Schöneggstrasse 37
CH-5200 Brugg

Seminare zur Aroma-Küche

Maria Kettenring
Haberreuthe 1
D-87477 Sulzberg

Biokosmetik

Beratungen, Seminare, Essenzen und Präparate zur Aromatherapie

Dr. Dietrich Gümbel
Dr.-Albert-Schweitzer-Straße 10
F-68140 Gürsbach/Elsaß

Register

Dr. med. Götz Blome

Mit Blumen heilen

Die Blütentherapie nach Dr. Bach

6. Auflage, 360 Seiten, gebunden, ISBN 3-7626-0289-1

Vor mehr als 50 Jahren entwickelte Dr. Edward Bach seine »Blüten-
therapie«. Im Laufe seiner langjährigen Tätigkeit als praktischer Arzt
war ihm klar geworden, daß jede Krankheit ihren Ursprung in der
Seele hat.
Diese so überaus einfache, ungefährliche und angenehme Heil-
methode wird in diesem Buch unter besonderer Berücksichtigung der
Wirkungsweise und ihres geistigen Hintergrundes ausführlich be-
schrieben.
Die Bachsche Heilweise eignet sich sehr gut für eine Selbstbehand-
lung. Deshalb enthält dieses Buch im ersten Teil alle hierfür erforder-
lichen Informationen.
Der zweite Teil bietet professionellen Therapeuten (Ärzten und
Heilpraktikern), aber auch einschlägig interessierten Laien, eine
Fülle praktischer Hinweise und Tips für eine seriöse und fundierte
Therapie.
In ihnen hat sich die jahrelange Erfahrung, die der Verfasser in der
eigenen ärztlichen Praxis mit den Blütenmitteln gewonnen hat,
niedergeschlagen. Ein absolutes Novum sind die im dritten Teil ge-
machten Ausführungen über die Möglichkeit, astrologische Gegeben-
heiten in der Bachschen Therapie einzusetzen.

Verlag Hermann Bauer · Freiburg im Breisgau

Wighard Strehlow

Die Ernährungstherapie der heiligen Hildegard

Rezepte, Kuren und Diäten

3. Auflage, 426 Seiten mit 29 farbigen Abbildungen, gebunden
ISBN 3-7626-0383-9

Hildegard von Bingen hat 800 Jahre vor unserer Zeit viele schwere Krankheiten beschrieben, die durch falsche Ernährung verursacht werden. Wenngleich sie nie ein eigenes Koch- oder Diätbuch geschrieben hat, so finden sich in ihren Werken zur Heilkunde dennoch zahlreiche Hinweise darauf, wie eine richtige Ernährung beschaffen sein sollte.

Aus ihren über 2000 Diätanweisungen und Beschreibungen zu den Heilkräften in der Nahrung entwickelten die Hildegard-Forscher Hertzka und Strehlow ein Hildegard-Kurprogramm. Es hat sich in langjähriger Praxis bei der Behandlung und Verhütung ernährungsbedingter Zivilisationskrankheiten an Tausenden von Patienten bewährt. Das Buch enthält über dreihundert Rezepte zur Heilung der wichtigsten allgemeinen Erkrankungen wie Bluthochdruck, Darmleiden, Leberschwäche, Lungenleiden und so weiter, darüber hinaus Diäten als Behandlungsgrundlage von über zwanzig Krankheitsbildern wie Diabetes, Hautleiden, Allergien, Magen-Darmleiden und so weiter. Außerdem wird die richtige Anwendung von Kräutern und Gewürzen beschrieben, die bei Hildegard mindestens den gleichen Stellenwert haben wie Vitamine, Eiweiße und Kohlehydrate. Dieses Buch ist der erste umfassende Hildegard-Ratgeber für den bewußten Umgang mit Ernährung.

Verlag Hermann Bauer · Freiburg im Breisgau

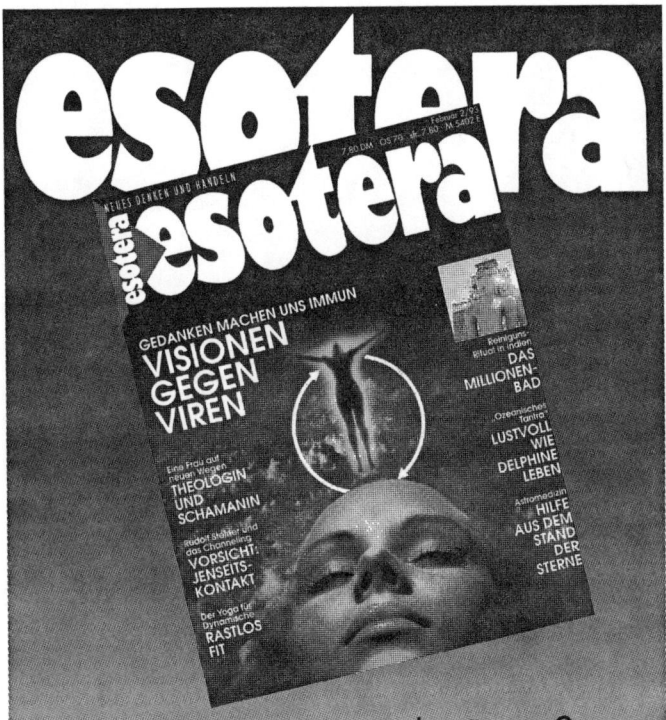

Die neuen Dimensionen des Bewußtseins

esotera
seit vier Jahrzehnten das führende
Magazin für Esoterik und Grenzwis-
senschaften: Jeden Monat auf 100
Seiten aktuelle Reportagen, Hinter-
grundberichte und Interviews über
Neues Denken und Handeln
Der Wertewandel zu einem erfüllteren,
sinnvollen Leben in einer neuen Zeit.
Esoterische Lebenshilfen
Uralte und hochmoderne Methoden,
sich von innen heraus grundlegend
positiv zu verändern.
Ganzheitliche Gesundheit
Das neue, höhere Verständnis von
Krankheit und den Wegen zur Heilung
– und vieles andere.

Außerdem: ständig viele aktuelle
Kurzinformationen über **Tatsachen die
das Weltbild wandeln.** Sachkundige
Rezensionen in den Rubriken **Bücher,
Klangraum, Film und Video**
sowie **Alternative Angebote.** Im
Kursbuch viele Seiten Kleinanzeigen
über einschlägige **Veranstaltungen,
Kurse und Seminare** in
Deutschland, Österreich, der Schweiz
und im ferneren Ausland.

esotera erscheint monatlich.
Probeheft kostenlos bei Ihrem
Buchhändler oder direkt vom Verlag
Hermann Bauer KG, Postfach 167,
79001 Freiburg